ストレスや
苦手と
つきあうための

認知療法・認知行動療法

吃音とのつきあいを通して

大野裕　伊藤伸二

金子書房

まえがき

本書は、認知療法の一般的な概念だけでなく、公開面接の記録も含まれていて、治療場面や相談場面で認知療法を使う方にとってはもちろんのこと、ストレスと上手につきあいたい方にも利用していただける内容になっています。

認知療法というのは、認知行動療法ともいわれて、認知（もののとらえ方や考え方）のバランスをとりながら気持ちを軽くする方法です。精神疾患の治療法として効果があることが分かっているだけでなく、日常生活のストレスを上手に生かす方法としても注目されるようになっています。その認知療法の考え方が、吃音と一緒に生きていくときに役に立つのではないかと考えた共同執筆者の伊藤伸二さんが、日本吃音臨床研究会の二日間の合宿に来ませんかと声をかけてくださいました。

このときの体験は、臨床家の私を大きく成長させました。いつまでも心に残る体験になりました。その貴重な体験は、吃音をもった人だけではなく、生活の中でちょっとつまずいたような気持ちになっている人たちにもきっと役に立つものだと思います。ですから、私は、それを多くの人たちに共有していただきたいと思っていました。伊藤さんに精力的に原稿を整理していただいたおかげで、それがとうとう形になったのです。こんなうれしいことはありません。

実は、合宿に参加する電車の中では、ちょっと気持ちが重くなっていました。いつものことですが、私は人前で話すのが苦手です。二日がかりで認知療法について紹介するというのは、私にとって初めての体験です。呼んでいただいた方の期待に応えられるかどうか、とても不安になっていました。

でも、合宿会場に一歩足を踏み入れただけで、私はとても気持ちが軽くなりました。そこに集まっていた人たちがとてもあたたかく、その雰囲気が会場にもあふれていました。「来てよかった」と、私は思いました。その雰囲気のおかげで、一日半をかけた私の役割を無事に果たすことができました。

認知療法では、協同的経験主義という考え方を大切にします。患者さんと臨床家が一緒に力を合わせて、現実生活の中でさまざまな経験をしていきます。それが、治療場面だけでなく、日常生活の中でも同じように大事だということを、そのときに実感しました。多くの参加者の方に助けていただきながら大変な仕事をこなせたことで、少しずつですが、「やればできるんだ」という気持ちをもてるようになりました。本書を通して、読者のみなさんにも、そうした人と人とのつながりの大切さを感じとっていただけるはずです。

本書を読むと、認知療法がとても人間的な作業だということも分かっていただけると思います。認知療法は「認知」に注目するために、考え方を変える知的な作業だと誤解されることがあります。しかし、決してそうではないのです。高校教師で絵本の読み聞かせをしているときにことばがつかえてしまった原田さんとの公開面接の記録を読んでいただければ分かりますが、認知療法は、認知の歪みが強くなって一時的に見えなくなった自分にとって大切なものをもう一度見つけなおす作業です。その意味では、実に人間的な営みなのです。そのことを、私は日本吃音臨床研究会の方々との合宿で、あらためて学びました。

私は、折あるごとに講演のなかでこのときの体験を紹介しています。それほどに印象深かったのです。ぜひ多くの方にこの体験を共有していただきたいと願っています。

大野　裕

目次

装丁／長尾敦子
カバー・本文イラスト／有限会社ジェイズファクトリー　田中万理

I

講義：認知療法の基本・面接

大野　裕

第12回吃音ショートコース
2006年11月３～５日

日本吃音臨床研究会が主催する，第12回吃音ショートコースのテーマは認知療法。日本にいち早く認知療法・認知行動療法を導入された，大野裕先生に講師をお願いしました。吃音の問題は，吃音に悩むことによって影響を受ける，行動，思考，感情にあると考えるからです。思考と感情，行動の相互作用など，認知療法の基本を分かりやすく説明していただき，不安や恐れなどの対処に認知療法がいかに有効かを学ぶことができました。

伊藤　日本吃音臨床研究会が主催して、一九九五年に吃音ショートコースの第一回を開いたときは、何年続くかまったく見当もつかない状態でしたが、なんとか十二回まで続けることができました。しかも、大変ありがたいことに、その内容が書籍や冊子になっています。そして、私たちの貴重な財産になるだけでなく、吃音に関係なく幅広い多くの人に読まれています。

私は、「吃音を治すのではなく、吃音とともにどう生きるかが大切だ」と、四十年間ずっと主張し続けてきました。「吃音を治す、改善する」だと言語訓練が中心になるのでしょうが、「生きる」となると、言語病理学以外から学ぶべきことはたくさんあります。私たちの考え方、実践を後押ししてくれるものがほしくて、臨床心理学、精神医学、社会学、演劇、教育学、宗教、からだとことばのレッスンなどさまざまな分野の勉強を続けてきました。

そのなかで、認知療法は、「待ってました、大統領！」という感じで、私たちの取り組みにぴったりのものです。吃音の大きな問題は「予期不安」と、話す場面に出て行けない「場面恐怖」です。これは対人関係の不安や緊張が大きな問題で、どもる人だけのものではありません。大野裕先生の認知療法関連のご著書も何冊か読ませていただき、吃音の問題に使えるものだと確信しました。

大野先生にお願いしようと考えたきっかけの一つに、日本経済新聞に連載されていたコラムがあります。そのなかに「苦手だった講演」というタイトルのコラムがありました。大野先生は実は講演が苦手だったそうですが、それから逃げずに挑戦し続けてこられた。そこにすごく親しみを覚え、このような人なら、私たちのことを理解し、お願いも聞いてくださるかもしれないと、お手紙を差し上げました。大変ご多忙ななか、とても無理をして来ていただきました。しかも今回は通常の講演会とは違います。こういう長時間のワークショップをするのは、大野先生は初めてだそうです。

そういうなか、来ていただけたことを本当に感謝しています。

では、大野先生、よろしくお願いいたします。

はじめに

大野　みなさん、こんにちは。これから認知療法についてお話しさせていただきます。そのなかで、みなさんのお役に立つものがあれば使っていただきたいと考えています。

今日の話はパワーポイントをたくさん用意してきましたが、すべてを説明できるかどうか分かりません。先ほどの伊藤さんの紹介にあったように、私は講演が苦手なので、その対処方法としてパワーポイントをたくさん用意して、これだけあれば大丈夫なのではないかなと思って持ってきました。みなさんにも助けていただきながら、明日までの時間をご一緒したいと考えています。よろしくお願いします。

伊藤さんからお話をうかがったとき、吃音は不安と関係しているということをおっしゃいました。ですから私の話の後半では，「不安」についてもお話しします。不安については最近，精神科の領域で「社交不安障害」が注目されています。社交不安障害とは，英語ではSocial Anxiety Disorderといい，要するに人と人との交流に対する不安を意味します。その治療として認知療法が最近使われるようになりましたので，そのポイントについてご紹介しましょう。そのなかに「パフォーマンス不安」と呼べるような症状があります。

先日，人前でパフォーマンスすることを仕事にしている方，三人と会談したことがあります。歌舞伎役者やチェリストなど、みなさん一流の方ばかりで、たとえば歌舞伎役者の方は、芝居をしている最中に緊張してしゃべれなくなったことがあって，「ぱぴぷぺ，ぱぴぷぺ」みたいなことを言い，舞台が終わってから共演者に「おまえは宇宙人か」と言われたそうです（笑）。チェリストの方も，ある日舞台で緊張してうまくいかなかった経験をおもちでした。後半では，こうした社交不安障害に認知療法がどのように使われているかについてお話しします。

では，本題に入りましょう。

1　認知療法とは何か

認知療法の基本

人間の気分や行動が、認知（ものごとの考え方・受けとり方）によって影響を受けるという理解にもとづいて、次のことを目的とした、短期の構造化された精神療法（心理療法）が、認知療法です。

①その認知のあり方を修正し
②問題に対処することによって
③気分の状態を改善させること

認知療法のほかに、認知行動療法という表現もありますが、私は基本的に変わらないと考えています。認知療法は、次にお話しするように偏った認知の修正がポイントになりますが、それには行動をして実体験の中で気づくことが大事で、その意味では行動が大切な役割を果たすからです。

そこでまず、認知とうつや不安の関係についてお話しします。うつ状態のときには、ものの考え方が悲観的になってマイナス思考になりますね。よく一般的に「マイナス思考はよくないからプラス思考になりなさい」と言われますが、実はこれも問題です。プラス思考とマイナス思考の両方が必要です。どっちがいいということはない。たとえば、私たちが人とうまくいかずに落ち込むのは自然な心の動きです。落ち込まず、反省しないと人間関係はますます悪くなるでしょう。だから少しは落ち込んで、「これからどうしよう」と考え、人間関係を改善していくことが必要です。つまり、プラス思考とマイナス思考の両方の見方が必要なのです。

不安もそうです。不安があるから、いろいろなことをするときに事前に準備をします。そうしないと、思いがけないところで失敗をしてしまうことがあるからです。このように不安を感じて前もって手を打つことは必要なことなのです。

そのとき実際に問題になってくるのは、考え方が極端な場合です。落ち込んで「自分はダメなんだ」と考えてあきらめてしまったり、心配で心配で、その場から逃げ出してしまったりするような極度の不安を感じたりしている場合が問題なのです。そのようなときに認知を変えると気持ちが楽になります。それもマイナス思考をプラス思考に変えるのではなくて、マイナスに考えすぎてうまくいかなくなっていることを、少し現実に目を向けて軌道修正をしてみるのです。現実に目を向けて問題に対処していくうちに、気分が軽くなり現実に即した行動ができるようになる。

そこがポイントになります。

ですから今日のお話では、極端な考えのバランスをとるコツなどもお伝えします。それはすでにみなさんが日常の中でやっていらっしゃることを構造的にまとめたようなものです。たとえば、うまくいかない認知というのは、先ほどお話ししたような極端な考えで、「どうしようもない」とあきらめたり、「絶対にしてはいけなかったのだ」と決めつけてしまったり、「自分はダメな人間だ」と責めたり、「すべてがダメだ」と将来に対して悲観的になったりしてしまう、というものです。こうした考え方の問題は、現実に目を向けていないところにあります。

うまくいかなかったときに反省することは大事です。自分のことを振り返り、現実に何がうまくいかなかったのかを考える、それが反省です。そのためには、自分の考えていることが、どの程度現実にそったものなのかを考えるようにします。ところが、悩んでいるときには、上手に反省できなくて、後悔ばかりするようになります。後悔は、反省と違って、過去に縛られた状態です。

人とうまくいかなくなったときのことを、例にあげて考えてみましょう。その問題を考えていくためには、相手の気持ちや考えを確認しながら話し合っていかなくてはなりません。ところが、そうしたときに、「どうせ、あの人は私のことを嫌いなのだ」「どうせ自分は嫌われ者だ」と最初から決めつけてしまうと、自分の考えに縛られて自分の世界から抜け出せなくなります。そうすると、自分を責めたりするようになって、つらさが続きます。

また違うたとえですが、仕事でうまく契約がとれなかったとき、「査定が低くなる。昇進できなくなる。リストラされてしまうんじゃないか」と考え、心配しているうちに、あたかも考えているることが現実に起こっているかのように思うようになって、「やっぱり自分はダメなのだ」と決めつけるようになってきて精神的な苦痛が強まります。

吃音のことで悩まれている方の心の中にも同じようなことが起きているのではないでしょうか。「こういう話し方を、ほかの人はどう思うだろう。よく思わないに違いない」と決めつけていませんか。

そして、もっとよく思われるためにどうすればいいかという考えに縛られすぎて、ますます緊張してしまい、悪循環に入っていきます。ここで必要なことは、もう一度現実に目を向け直して、現実の問題に対処するにはどうしたらよいかを考えることです。そして自分が作り出している現実は何かを見きわめ、実際にそうならないための工夫をすること。つまり、現実に起こっていることに対処し、自分が作り出しているものにはそうならない工夫をする。そうした区別をしていくことが、生活していくうえでは大切です。

認知療法の創始者は米国の精神科医のアーロン・ベック（Aaron T. Beck）で、彼が面接をしている場面を撮ったビデオがあります。不安の強い人が面接に来たという設定で、ベックが「来る途中はどうでしたか?」と訊くと、その人は「すごく緊張しました」と答えます。それに対して、「何を考えていましたか?」とベックが質問すると、その人は「うまく話せるかどうかを考えていました」と言うのです。「自分の状態について先生にうまく説明できるだろうか」と考え、近づくにつれて不安が高まってきて、ますます緊張してきたというような話をしています。その話を聞いたベックが言います。

「うまく話すことが、あなたにとって大事なことなのですか？」

「自分が困っている、不安だということを伝えるほうが大事でしょう」

ことばで伝えることもあるし、ことば以外の方法、たとえば動作で伝えるやり方もあります。だから、非常に緊張してうまく話せないことも、実はつらさを伝えるには有効かもしれません。このように、つらくなったときには、自分にとって大事なことを見失っていないかどうかを振り返ることが大事です。見方によって現実の見え方は変わってきます。そのときに本当に自分の気持ちを伝えるにはどうすればいいか、何を伝えたいのかを考えることです。

認知療法が注目されるのは

認知療法が注目されるようになった背景には、「治療効果研究の成果」と「精神科医療における倫理」があります。

一九八〇年代半ば、私がアメリカに留学していた頃、薬物による治療はずいぶん前から、比較研究をして効果があることを実証していましたが、それにならって、精神療法（心理療法）に効果も証明することが必要だと言われ始めました。きちんとした効果のあるものを患者さんに提供していくことが必要だという、倫理的な視点からも注目され始めたのが認知療法です。

ベックはもともと精神分析を勉強していた人です。そこから認知療法を考え出したのですが、彼は二〇〇六年にラスカー財団からアルバート・ラスカー臨床医学研究賞（Albert Lasker Clinical Medical Research Award）を受賞しました。これは、アメリカでは医学のノーベル賞だとされていまして、精神科医が臨床部門で受賞したのは非常に珍しいことだと言われています。それまで彼は、無意識を前提に考えています。精神分析ではうつ病を攻撃性の内向という視点から理解します。うつ病は対象喪失を契機に発症します。そのときにうつ病の人は、「どうして自分を見捨てていったんだ」と、失った対象に対して怒りを覚えます。しかし、すでに相手は目の前にいないわけですから、その怒りをぶつけることができません。そこで、行き場を失った怒りが、自分に向くことになると考えます。この仮説を分かりやすい例でたとえると、失恋をしたときに「どうして自分をふったんだ」と思うことです。しかし相手にその気持ちを伝えることはできません。そうこうしているうちに「あのとき、あんなことを言わなければよかった」などと、後悔や怒りの念がどんどん自分に向いてきます。

こうした精神分析のうつ病理論を実証するために、ベックは夢を調べます。無意識に至る本道は夢であるとフロイドが言っているからです。怒りが基本にあると、夢の中に怒りの感情が出てくるはずです。しかし、うつ病の人の夢を調べると悲観的なものばかりでした。今から考えると

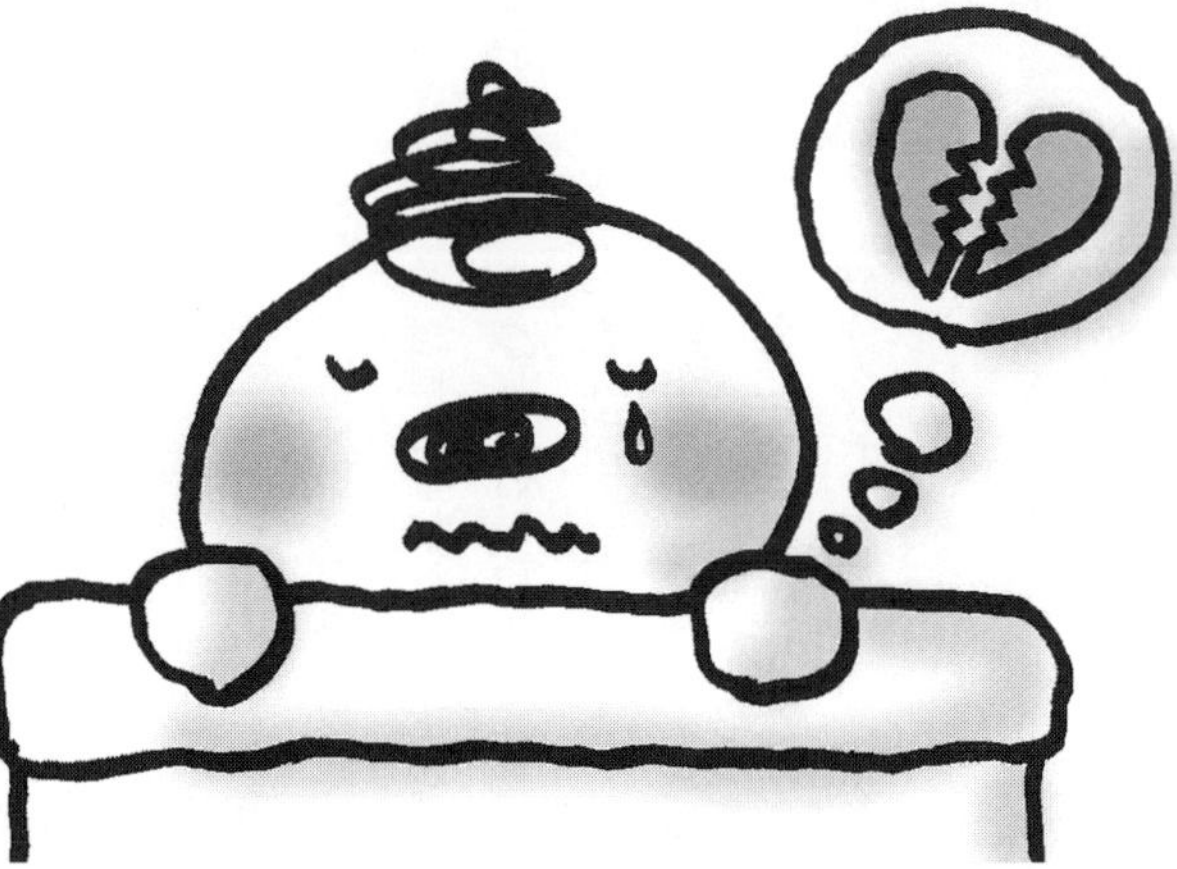

当然なのですが、ゆううつだから、怒りではなく悲観的なものが夢の中に出てきたのです。ベックが想定していたことと違う結果が出たわけです。こうしたときに私たちは、「この結果は違うのではないか」と、考えがちです。自分の最初の考えにとらわれてしまうのです。

ところがベックは、「自分が考えていたことが間違っていたのかも知れない」と考えました。現実にしっかりと目を向けて、自分が最初に前提として考えていたことを疑ったのです。そこで、どちらが現実にそった考え方かを確認するために、自分や仲間が精神分析療法を行ったうつ病の患者さんの面接記録を調べ直しました。出てきた結果を大切にして、前提になっているものを疑うというのは、認知療法の基本ですが、ベックは自分の臨床・研究現場でそれをやったわけです。面接記録を調べると、やはり怒りよりも悲観的な考えが多かったのです。こうして認知療法にたどり着いていくわけですが、自分の最初の思い込みにとらわれていたら、こういう治療法は出てこなかったでしょう。

認知療法を考え出したベックは原稿を書いて出版社に持っていきました。編集者は「とても面白い」と一晩で読んでしまったそうですが、「これは面白すぎるし簡単すぎる。こんなやり方がうまくいくはずはない。出版はできない」と言いました。これもまた、悲観的に考える人だったら「やっぱりこんな思いつきで書いたものはダメか。プロの編集者がそう言うのだからダメだ」とあきらめるでしょうが、ベックは「本当にそうなのだろうか。もう少し確かめてみよう」と考え、別の出版社に原稿を持って行きました。そしてそこで出版できることになり、精神医療のなかで注目されるようになったのです。最初の考えにとらわれず、「本当にそうなのだろうか」と立ち止まってみることの大切さが、ベックの行動からも読みとれます。

もう一つ大事なことは、自分一人でがんばりすぎないで、ほかの人に聴いてもらう、相談することです。ベック自身、この考え方を発展させていくとき、自分の娘にいろいろ話していたそうです。娘はジュディス・ベック（Judith S. Beck）という人で、後に心理臨床家になりましたが、アーロン・ベックは、娘がよく話を聴いてくれたので、非常に励みになったと言っています。自分一人でやっていると、どうしても最初の考えにとらわれがちになります。そうしたときに、周囲の誰かに聴いてもらう、相談するということを心がければ、自分の最初の考えにとらわれずに、別の視点に気づけるようになります。

認知の二つの層

(1)自動思考（Automatic thought）

自分の頭の中で自然に頭に浮かんでくる、ふっと浮かぶイメージや考えのことです。

「会社に行ってもつまらない」

「私にこの仕事ができるわけがない」

「この仕事を失敗するなんて情けない」

私も注意しないと、「こういう話をしても相手が面白くないに違いない」「やっぱり自分はダメなんだ」と思ってしまいます。そうなると、現実もそういうふうに見えてしまうし、ますますつらくなっていきます。私がベックのところで勉強していたとき、ベックがしきりに強調していたのは『あなたは、そのとき何を考えていましたか？』と患者さんに聞きなさいということです。「そのとき、どんなことが頭に浮かんでいましたか？」と訊くと、患者さんが答えます。そして、それをもとに「現実はどうなのだろうか」「それを解決するにはどうすればいいか」ということを一緒に考えられますね。だから、患者さんの考えやイメージを確認することが大事なのです。しばらくたてば、患者さんは一人で自分の考えを振り返られるようになります。

⑵スキーマ（Schema）

その人の性格というか、思考が生まれるもとになる、常に存在する特徴的で絶対的な見方があります。これを専門用語で「スキーマ（Schema）」と言います。

「私は嫌われ者だ」
「私は無能だ」
「私はいつも完璧でなければならない」

自分は人に嫌われると思っていると、相手が少し顔をそむけたり、普通とは違う態度をとったりしただけで、「ああ、やっぱり私は嫌われている」と考えるようになります。吃音でもそうでしょう。「きちんと話さなければいけない」「いつも完璧でなければいけない」と思っていると、少しことばに詰まっただけで「やっぱり自分はダメだ」と思い込んで、つらい気持ちになってきますね。ある出来事が起こったときに、その人のスキーマが刺激されて、自動思考が起こり、いろんな感情が出てくる。そして、それに伴う行動も起こるので、ますます悪循環に陥ってしまいます（図１）。

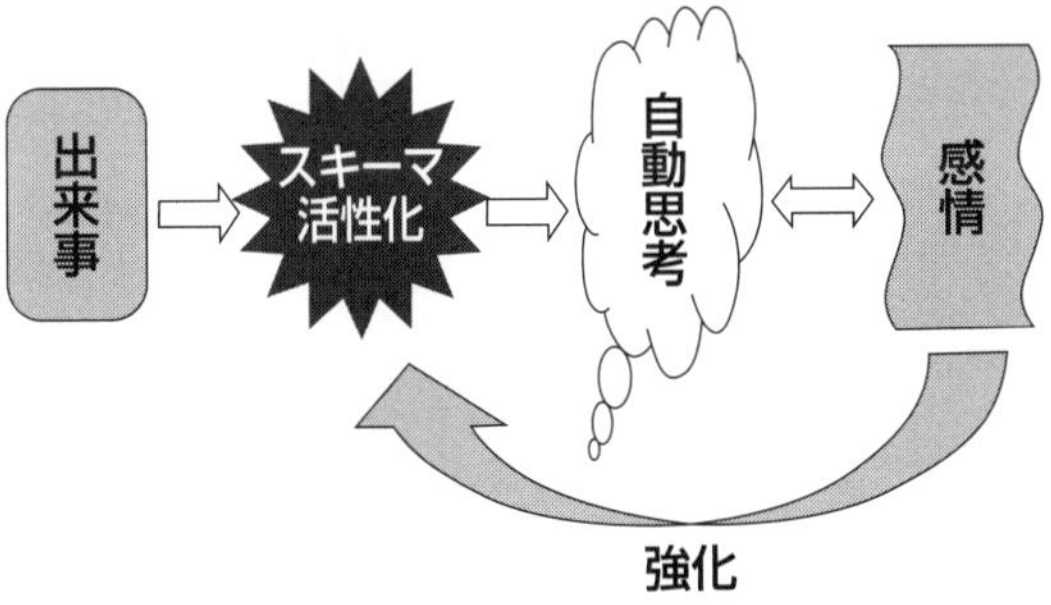

図１　認知の段階

認知と気分の相互関係

〈具体例　あいさつがない〉

もう少し具体的に考えてみましょう。たとえば知人と会ったとき、その人があいさつもしなければ視線も合わせてくれなかったとき、どういうふうに感じますか？

たまたま、その人は忙しかったのかもしれないのに、「ああ、自分のことを気にかけてくれないのだ」と思うと、どうでしょう？　悲しくなってきますね。これは、一言でいうと喪失です。その人とは親しいと思っていたのに、相手は本当はそう思っていなかった。つまり、相手との関係を失ってしまったわけです。

うつという気持ちは喪失感と関係があると言われています。この場合、その知人は急いでトイレに行きたくてあいさつする余裕がなかっただけなのかもしれません。なのに、本当のことを確かめず、こういうふうに考えてしまうと悲しくなる。本当にそうなのかどうかは、一歩踏み込んでみないと分かりません。

もし、相手が会社の上司だったとして、あいさつしても無視されたら「何か怒らせてしまったのだろうか」と不安になりますね。「あいさつもしてくれない、ひどい」と考えると腹が立ってきます。同じ状況でも喪失感、つまり危険を感じると不安になります。考え方によって、起きてくる感情は違うわけです。このふっと浮かんだ考え、自動思考に注目するのが認知療法です。

行動が感情、認知を強める

問題なのは、行動が感情、認知を強めることです。

ゆううつになると私たちは、ひきこもりがちになりますね。部屋に閉じこもったり、何もしなくなったりしてしまいます。そうすると、ますます人間関係は希薄になり、今まで親しかった人に電話をあまりかけなくなったりして、自分から連絡をとらなくなります。すると、現実に喪失が起きて悲しい気持ちになり、ますます閉じこもるようになります。認知と感情と行動がマイナスの方向に動き出してしまうのです。慢性のうつ病の人は、これら一連の悪循環がずっと起こっています。

「どうせ何をやってもダメだ」と考えてしまうのです。そうして実際に何もしなくなってしまうと、現実に何も起こらなくなります。自分の行動が現実に好ましくない状況を引き起こして、自分の悲観的な考えが強化されることになります。

不安は危険という認知と関係しています。危険は身体的なものもありますが、人間関係でたとえば自分の気持ちをうまく伝えられないとき、「伝わらない」という認知も危険になります。何かがうまくできない、ほかの人もそれを助けてくれないという状況のとき、不安になりますね。

不安障害

精神科の病気で不安障害というものがあります。

その一つのパニック障害ですが、これに苦しんでいる人は自律神経が乱れて、急に動悸が起こってくる。すると「心臓発作で死んでしまうのではないか」と考えます。そのために慌てて急性の不安状態になってしまうのです。このとき、動悸を心臓発作かもしれないと危険性を過大評価しているわけです。人間は不安が強いと回避行動をとるようになります。その場を避けたり、逃げ出したりします。それでは、危険性を確認することができません。不安はそんなに長く続くものではなく、だんだん慣れてくるものだということがわからないままです。

私は人前で話すのが苦手だと申しあげました。話す前がいちばん緊張していて、話し始めのほうはあまりうまくしゃべれないことがよくあります。娘が私の講演を聞きにきたことがあり、「どうして最初の五分や十分は、あんなにぎこちないの」と言いました（笑）。話しているうちにだんだん慣れてきて、スムーズになるのです。でも、最初の五分や十分で逃げ出してしまうと、「やっぱりうまくいかなかった」という体験だけが残ります。

そうすると、「やっぱり自分には能力がないんだ」と思い、不安が強くなる。そして、その場に行かなくなる。行かないということは、本当に危険かどうかを確かめることができないので、

「やっぱり危険なんだ、自分はできないんだ、誰も助けてくれないんだ」という思いが変わらなくなります。不安は続きますし、その場に行けない状況も変わりません。ここでも、認知と感情と行動がマイナスの方向に動いています。

怒りもそうです。相手のことを「ひどい、なんで分かってくれないんだ」と思う。ひどいと思うと攻撃をします。攻撃をすると相手もムッとして、それを見て「なぜだ」と、ますます腹が立って攻撃をする。相手も攻撃し返してくるという悪循環が起こります。認知と感情と行動がマイナスの方向に動いてしまったわけです。

この悪循環をどう断ち切っていくかが、認知療法では大事になります。

〈過大視〉

不安について、もう少し詳しく見ておきましょう。

今お話ししたのは、危険を過大評価してしまったケースです。吃音の場合も、「きちんとスムーズに話さないと、自分の考えが伝わらない。人は自分のことを変だと思うだろう」というように、いろんな考えが浮かぶと思います。必ずしも相手がそう考えているかどうかはわからないのに、よくないことがイメージとして浮かんでいることが多いようです。

以前、伊藤さんから送っていただいた会報に、「吃音に対してどう思うか」ということがリストアップされていました。実際はいろんな見方があるはずなのに、自分でマイナスを大きく考えてしまっている。もしかしたら、相手が話し方をおかしく思っていないかも知れないのに、「自分はダメだ。ほかの人は助けてくれないだろう」というように、自分の力や周りからの支援を過小評価してしまっているのですね。

こういうときに起こりやすいのが、「安全確保行動」と呼ばれる行動です。その場しのぎの対処法でかえってよくない方向に自分を追いやってしまいます。不安を感じそうな場所に行かなかったり、途中で逃げ出したりしてしまう。それがかえって状況を悪くしてしまっていることがよくあります。

〈どもる私の先輩〉

ある病院の院長先生、その方は私の大先輩で、吃音です。若い頃にある学会で発表されたときのことをうかがいました。大きな不安を抱えつつ、当日を迎えたそうです。壇上に上がり大勢の人を前にしましたが、二分経っても五分経ってもことばが出てきません。十分ぐらいでようやくことばが出てきて、結局うまくいったそうなのです。そういうふうに逃げないでいると、自分はできるんだという経験になるし、「早く発表しろ」と責められることはない、周囲の人はきちんと聞いてくれるんだということが分かりますね。でも、その場しのぎの対応をしてしまうと、「やっぱりダメだった」という感情が残ってしまいます。その先生は今、ある県で一、二を争う精神科の病院で診療を続けていらっしゃいます。やはり、不安を感じたときにがんばれるかどうかが大事です。

決して無理をすることはありませんが、あまり早く逃げてしまうと本当のことが見えなくなってしまいます。本当に危険なのか、自分は何もできないのか、周囲は助けてくれないのか、ということを立ち止まって考えてみてはどうでしょうか。

また、そういうときには自動思考を振り返ってみることが役に立つということをお話ししました。気持ちが大きく動揺したときの自動思考を振り返ると、自分が何をイメージし、どういう行動をとっているかがよく分かります。そして、そのときに、自分がそう考えた裏づけになる事実は何だろうか、もしくは反対の事実は何かを考えてみる。そのとき、もちろん考えがすべて間違っているということはなく、部分的にはあたっている部分があります。

スムーズに話せなくて、相手が少し怪訝な顔をしたとき、相手には「早く話してくれないかな」という気持ちが少しあるかもしれません。しかし、その一方で「どうしたのかな？　ゆっくり聞いてみよう」という気持ちが起きている可能性もあります。プラス、マイナス両方があって、どちらもそれぞれ間違いではありません。その現実を受け入れる勇気をもってほしいのです。

〈一面だけで見ない〉

少し話は変わりますが、私の知り合いの心理学の先生で、ある大学の剣道部の顧問をしていた方がいます。その方が指導してその剣道部が強くなったので、秘訣を聞いてみました。スポーツではよく、「ポジティブ・イメージを頭に浮かべなさい。うまくいったときのことを考えなさい」と言われますが、必ずしもそれでうまくいくわけではありません。剣道の場合は、「自分は強い、相手は弱い」と考えると、意外と負けてしまうそうです（笑）。あまり自分を過信してはダメなのですね。「自分はこれが得意で、これが苦手。相手はここが弱くて、あそこが強みだ」というように両方をちゃんと見て、自分の強みを相手の弱い部分にぶつけていかないと勝てないそうです。自分の力を最大限生かすためには、そうしたバランスのいい見方が必要なのです。

どちらか一つが正しいというのではなく、現実はどうなのかを見るようにしましょう。うまくいかないことはもちろんありますが、うまくいかなかったからといって、それがまったくダメなのか。必ずしもそうではないはずです。

人間は、本当はいろいろな面を合わせて総合的に評価すべきなのに、私たちはある一部だけで評価されているように思ってしまいがちです。そのために、結果を悲観的にとらえてしまいやすくなります。

営業マンはよどみなくはっきりしゃべって、声が通って、自分のことを十二か十三ぐらい、ウソではないけれど本当でもないことを話すのがいいと思っている人が多いのではないでしょうか（笑）。確かに、そうできるといいでしょう。でも、お客さんによっては、ペラペラと話せないけれど、一生懸命に情報提供してくれる営業マンのほうが安心できるという場合もあります。一概に、これがいいと決めつけることはできないのに、私たちは一面だけを見てしまって判断していることがあります。ですから、もう少し柔軟になっていろいろな面を見るようにしてほしいのです。決して、ひどいことばかり起こるわけではありません。ひどいことが起こるのを防げることもあります。認知療法では、適応的というか、より現実に役立つ考え方を手助けします。

2　認知療法の面接

共感的姿勢

私たちが面接をするときに大事なことが二つあります。まずは、共感的姿勢です。

①共感をすること

これはみなさんがお話しされるときにも役に立つだろうと思います。

相手の気持ちに共感すること、これはまあ、あたりまえのことですが、つい私たちは、表に出ていることに目を向けてしまいがちになります。相手に対しても、自分に対してもそうです。話をするときに私たちは、スムーズに話せたかどうかに目を向けてしまいます。しかし、先ほどの営業マンの例のように、現実は必ずしもそうではありません。スムーズに話せるかどうかより、どれだけ一生懸命かという気持ちの部分のほうが大事です。

私たち精神科医が患者さんと面接をするときも、相手の態度や行動にあまりとらわれすぎないようにと言われます。

反抗的な思春期の子どもさんや、ぶっきらぼうな男性など、それは自分の気持ちをどう表現していいか分からないからそういう態度をとってしまっている可能性があります。ですから、話をするときは表面にとらわれすぎないで、一歩踏み込んで相手の気持ちになってみることが大切です。それが共感するということにもつながります。

②期待感

先ほど、認知療法は効果があると証明されたと言いましたが、効果をあげるために大切になるのが、患者さんと治療者の関係です。人間関係がいいと、治療だけでなく、いろんな場面でいい結果が出てきます。お薬もそうで、精神科で同じ薬を出しても効く人と効かない人がいます。やはり、「このお医者さんに出してもらった」と思うと効きます。極端な話、信頼関係があれば偽薬でも効きます（笑）。

アメリカでは偽薬の研究がさかんです。たとえば、Aという医療施設とBという医療施設があって、それぞれの施設内では確かに、本物の薬のほうが効いているのですが、Aという施設で出した偽薬のほうが、Bという施設で出した本物の薬より効き目があったという実験結果があります。「あそこに行けば、よく話を聞いてくれる。理解してくれるし、支えてくれる」と思うと、たとえ偽薬でも効果があるのですね。そういう患者さんと医者との治療関係が大事なのです。「これをすると、よくなるのではないか」と思うと、患者さんはよくなります。一方、ダメだと思うと、なかなか効果は現れない。これは人間関係も同じで、「あの人に話を聞いてもらうとうまくいくだろう」と思うと、実際にうまくいく場合が多いです。うまくいくと、もっとがんばろうという気持ちが出てきますね。

③やる気

少し話がずれていきますが、やる気は、ただ待っていても起きてきません。行動するなかで起こってきます。最近の脳研究では、何か行動すると脳が活発に動き始めて、やる気が出てくるということが分かっています。本当に疲れているときは休まないといけませんが……。とにかく、何か行動をすると次の行動をしようというエネルギーがわいてきます。「できた」という感覚が、「次もできるかもしれない。やってみよう」という気持ちを生み出します。逆に「やってもダメだ」と思うと、実際にうまくいかなくなります。実際にはできているのに、できていないと思っている人もいます。

「できた」と思う感覚がいかに大事かというのを調べた実験が、一九六〇年代に行われています。犬をハンモックに入れてぶら下げて、その脚に不定期に電気を流すという実験です。昔だから実施することができたかわいそうな実験ですが、電気が流れるたびに犬がキャンキャンと鳴きます。

ただ、鼻の近くにボタンがあって、鼻でそれを押すと電気が止まる仕掛けになっています。すると犬はつらいけれど、自分が行動すればそれを止められるということを学習します。もう一匹、さらにかわいそうな犬がいて、同じようにボタンはありますが、コードがつながっていません。だから、いくらボタンを押しても電気は流れたままなので、何をやってもダメだということを学習します。これを学習性無力感といいます。「自分は無力だ」ということを無理やり学習させるのです。

そのうえでこの二匹の犬を床に置いて、床に電流を流します。すると、つらいけれど行動すればなんとかなると学習した犬は逃げ出します。ところが、もう一匹の、何をやってもダメだという体験をした犬は動きません。

私たちは、何をやってもダメだと思い込んでしまうと動かなくなってしまいます。しかも、無意識のうちに自分をそういう状況に置いていることがよくあります。やってみないとわからないし、私たちの行動は失敗だけということはありえないはずなのに、ダメだと決めつけて行動せず「やっぱりダメだった」と考えてしまうのです。逃げなかった犬もそう思っていたでしょう。

たとえば、先ほどのベックの面接の話で、自分のことをうまく伝えられるだろうかと心配していた患者さんの例をお話ししました。患者さんがうまく話せなくて、自分の気持ちをことばで伝えられなかったとしても、治療している側にしてみれば、「この人は緊張すると、こうなってしまうんだ」ということが分かって、いろいろ手助けしようとします。つらいことをことばにしてもらわなくても、見ていれば分かります。もし不安になって途中で引き返されたら、もう出会いはないし、手助けもできません。

だから、行動すること、面接に来てもらうことが大切です。面接に来てうまく話せなかったとしても、それは決して失敗ではありません。ただ、途中で帰られても、そこであきらめさえしなければ、帰ってしまうほどつらいんだということが分かります。行動には、いろいろな意味があります。話がずれてしまいましたが、期待感をもって、あきらめないで、「うまくいくかもしれない」と思うことが大事です。

④環境を変える

環境を変えることも大事です。自分の苦手な状況があったときに、それを少しでもいいように変えられれば少し楽になります。たとえば、私以上に話すことの苦手な人がいて、私の患者さんなのですが、実はその方は営業なのでお客さんの前でプレゼンテーションすることが仕事です。でも、会社の同僚の話を聞くと、その方はとてもプレゼンテーションが上手なので、だからそういう役割が回ってくるそうです。よく話を聞いてみると、立って話すのが苦手なので、座ってプレゼンテーションできるように工夫しているのだそうです。その方も逃げないで、自分なりのやり方で仕事をしているわけです。このように、自分なりに工夫をすることが役に立ちます。

ソクラテス的質問法

面接をするときに大事なもう一つのことは、ソクラテス的質問法です。

ソクラテスは哲学者として有名ですが、自分の哲学を本にして残していません。弟子にいろいろ質問をして、そのなかから弟子が気づくようにして自分の教えを伝えていったそうです。自分の考えを伝えるとき、すべてをことばで表現するのではなく、相手に気づいてもらえるようにすることも大事です。私たちはついつい全部を自分で表現しなければならないと考えがちですが、それがプレッシャーになってしまうこともあります。でも、ときには自分が多くのことを話すことで相手が負担に感じるときもあるでしょうし、相手にかなり話してもらったほうがいい場合もあります。話し方は、そのときの状況や相手との関係によって変わっていきますから、こうすべきだと決めつけないほうがいいのです。

ソクラテス的質問法は、相手を一方的に説き伏せるのではなく、「誘導による発見(Guided discovery)」という、こちらから話したり質問したりしながら、相手の認知を変えていくことを指します。会話を進めながら、そのなかで情報を集めるような質問をしたり、ときには相手の話に共感したり、これはことばでなく態度でもかまいません。一つひとつ確認をしたり、まとめの質問をしたりと、いろいろなやり方がありますが、とにかくこちらが説得するのではないという

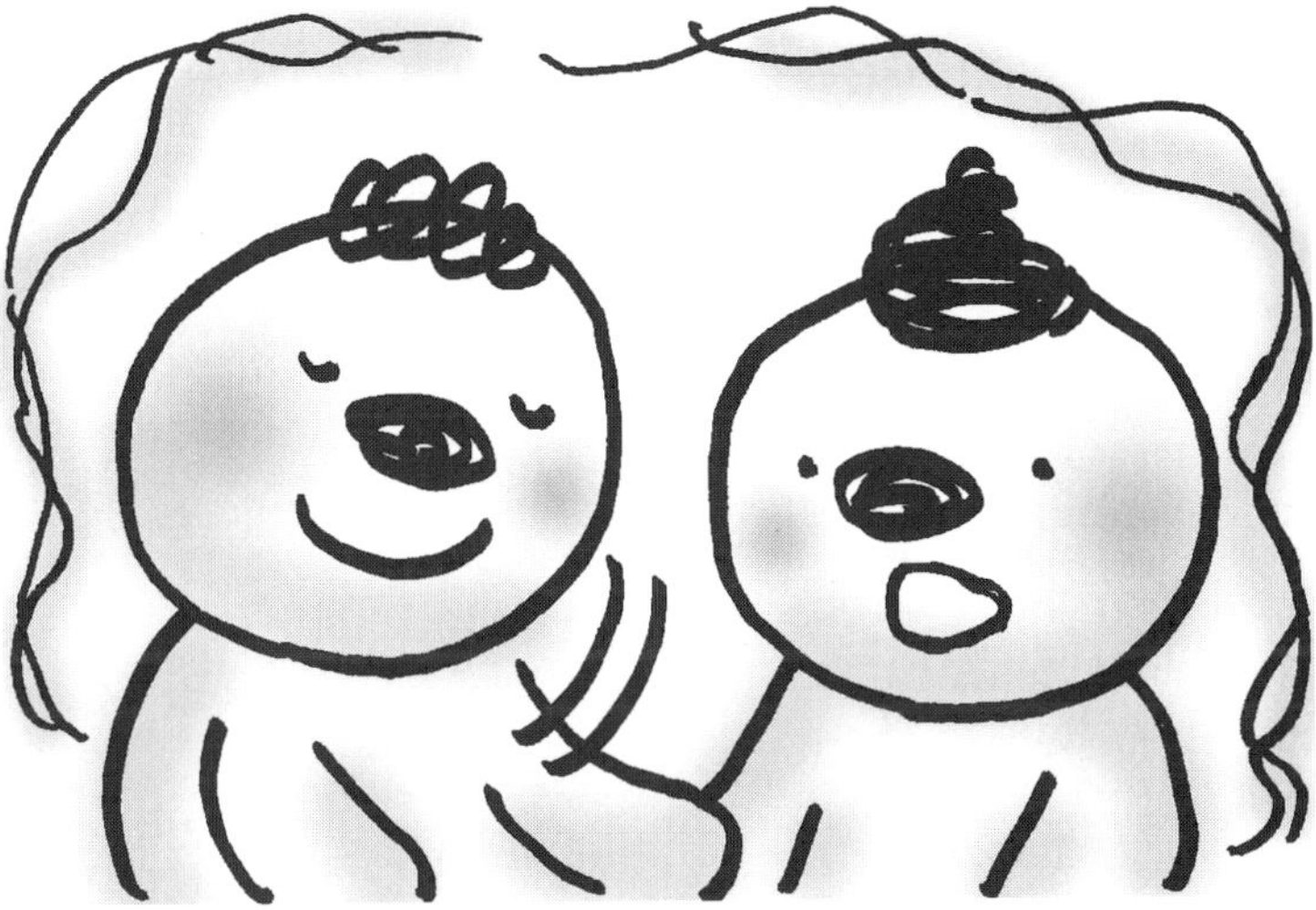

ことを理解しておいてください。

具体的な例をあげてもらうとか、何をしたのか、その問題をどう受けとめているのか、以前はどうしたのか、そういうことを共感的な態度で聞いていけばいいですね。聞くときには、相手の方が話したことは大事ですが、話さなかったことも大事です。そういう両方を聞こうとする姿勢が、とくに重要です。

実際に患者さんの話を聞いていると、嫌な場面は避けていることがよくあります。ご家族の話のとき、お母さんの話はするけれど、お父さんの話はしないとか、家の話はするけれど、学校や職場の話はしないとか、話されないことのほうにむしろ意味がある場合があるのです。そこからその方がどういう体験をし、どんな感情を抱いているかが分かり、そこから共感が生まれてきます。メモを取ってもいいので、ときどき、こまめなまとめをしたり、質問をしたりしていきます。そして、これからどう考えていけばいいか、その経験からどんなことが役に立つかなど、質問していきます。いずれにしても、その人自身に目を向け、単に考え方を変えるだけではなく、両方のものを見ようとしながら、新しい見方や対処法を身につけることが、認知療法では大切になってきます。

歪んだ認知に問いかける（認知的再構成法）

(1)証拠は何か「根拠」「反証」

「その考えを裏付ける事実にはどのようなものがあるのだろうか」

「反対の事実はないのだろうか」

(2)結果について考える「根拠」「反証」

「それはどの程度重要なのだろう」

「それが本当だとして、どんなひどいことが起こるのだろうか」

「違う行動をすれば、何か困ったことが起きるのだろうか」

(3)代わりの合理的な考えを見つけ出す「適応的思考」

「自分が最初に考えた以外の説明の仕方はないだろうか」

基本的には、動揺したときの場面を思い出して、その人の考えに注目するのです。そのときに大事なのは、動揺した場面を具体的に考えることです。よく、「あなたの考えを教えてください」と訊くと、「自分に生きている意味があるのだろうか」と抽象的なことをおっしゃる患者さんがいます。確かにそれも大事ですが、現実の問題をまず考えていくのですから、始まりと終わりのある具体的な出来事について考えていくようにしてほしいのです。

うつ病の人が自分のことをうまく表現できなくて動揺しているとします。そのときの場面が、上司がやって来て、「どうして、いつもこんなに失敗するのだ。やる気があるのか！」と怒鳴られ、すごくみじめな気持ちになり、反論もできず、しどろもどろになってしまったという状況だとします。そのときに認知療法では、何を考えていたかに目を向けます。自分はここまでがんばったのに、結果がうまく出なかった。やったことはきちんと評価してほしかったのに、それを伝えられなかった。上司が一方的に話すので、反論もできなかったという場合は、気持ちを伝えるためにどうすればよかったのか、などを一緒に考えていきます。このように一つひとつを具体的に考えていくと、現実的でバランスのとれた考え方ができるようになっていきます。

ここまで、認知療法の考え方の概要をお示ししました。

面接の実際

考えと感情と行動が相互に関係しているということを理解していただくために、ここでちょっとビデオを見ていただきましょう。

【ビデオ（薬物療法導入編）】〈大野裕『認知療法・認知行動療法治療者用マニュアルガイド』（星和書店）より〉

治療者　診断させていただいたのですが、うつだと思います。治療法にはいくつかありますが、まずお薬を飲んでいただいたほうがいいと思います。

患者　薬ですか。

治療者　お薬ということで、どのようなことを考えられましたか？

患者　ええ……副作用が心配だということもあるのですが、それよりも薬を飲まなければいけないことが気になって……。薬に頼らなければいけなくなったことが情けないのです。自分が本当にダメな人間のように思えて。それなのに、薬を飲んで治るのかという気もします。

治療者　悲観的ですね。

患者　えっ？

治療者　だって、まだお薬を飲んでいないのに、「薬を飲んで治るのだろうか。治らない」

と考えたわけでしょう？　これからのことはまだ分からないのに、悪いほうに考えられたので、悲観的だなと思ったのです。

患者　すみません。

治療者　どうしてですか？

患者　先生のおっしゃることが当然かなと考えるとつらくなったのです。

治療者　つらくなったというのは？

患者　なんでも悪いほうに考えて……先生がせっかく薬をと言ってくださったのに、失礼なことを言ってしまったって考えたのです。

治療者　それで自分を責められた？

患者　ええ。

治療者　でも、それが、うつの特徴なのですよ。悲観的に考えることや、自分を責めることが症状なんです。最近、そうしたことが、よくあるのではないですか？

患者　ええ、そうなんです。自分が弱いから、こんなふうに考えてしまうのではないかって。ほかの人だって悩んでいる人はたくさんいると思うのですが、私だけがひどく落ち込んで弱い人間だと考えてしまうんです。しかも薬を飲まなければいけないなんて、と考えると……。

治療者　そう考えると、どんな気持ちになりますか？

患者　ますますつらくなりました。

治療者　薬の話がつらさにますます輪をかけたんですね。そのように悲観的に考えると、つらくなるものなのです。そうすると、本当は困った問題を解決しなければならないのに、いつのまにか自分を責めるようになります。今おっしゃったように、私だけが弱い人間で悩んでいると思ってしまう。

患者　ええ。

治療者　でも、待合室にはたくさん患者さんがいらっしゃったでしょう？　あなただけではない。

患者　そうなんです。精神科の外来ってどのようなところか、身構えて来たのですが、みんな普通の人なので安心しました。

治療者　そうなんですよ。想像だけだったら、いったいどんなところだろうと心配になってきますが、実際にその場に行ってみると、そんなに心配するほどのことはないと分かって、安心することがよくあります。

患者　確かにそうです。待合室に入ると、少し心が楽になったような気がしました。

治療者　その感じ方を大切にされるといいでしょうね。うつの方は悪いほうに想像して、不安になったりつらくなったりしやすいのです。そのとき、今のように周りを見て、気づいたことをちょっと思い出すだけで見えるものが変わってきますし、気持ちが楽になっていきます。そうした考え方についても外来で、一緒にお話ししていけるといいですね。ところで、お薬ですが、どうしましょう。

患者　僕は少し悲観的に考えていたかもしれません。まず試してみたいと思います。

大野　なんだか、学芸会のようで失礼しました（笑）。

だいたい今のような流れで患者さんとお話ししていくのですが、この患者さんのように悲観的な考え方がいろんな場面で出てくるのです。それで、質問をしながら考え方を引き出していきます。この場合では、薬をまだ飲んでいないのに悪いほうに考えてしまっています。「薬は本当に効くのだろうか、ダメだろう」と想像して、頭の中で現実を作り出してしまう。そのために、かえって不安が強くなる。すでに行動して分かっていることがあるのに、そのことに気づけなくなるのです。

みなさんも、実際に現場へ行ってみると、そんなにひどくないことが分かったり、思い切って人と話してみると意外に自分の思いが通じたりという経験があるでしょう？　でも、不安が強くなりすぎると、それを思い出せないのですね。過去に嫌な体験をしていると、そのことだけが思い出されて、臆病になって避けるようになったりしてしまいます。現実に行動してみると、うまくいく場合もあれば、うまくいかない場合もあります。そのときは、うまくいかなかった原因やどう工夫すればうまくいくのかを考えるようにします。全部がうまくいけば私たちは悩まなくていいのですが、現実世界でそのようなことはめったにありません。実際は、うまくいかなかった経験をもとにして次に進んでいくことが大事ですし、やってみればうまくいくということもあります。

このビデオの患者さんの場合、「弱い人間だ」という自分に対する思い込みがあって、そこで「薬を飲んだら」と言われると、「ああ、やっぱり自分は薬に頼らないといけない弱い人間だ」と思ってしまう。そして、「情けない」と思うとつらい気持ちが強くなります。

薬を勧められたという出来事があり、これが「自分は弱い人間だ」というスキーマを刺激し、「薬に頼らないといけないなんて情けない」という自動思考を引き起こし、「情けない」「つらい」という感情を生み出します。そしてさらに、眠れなくなったり食欲がなくなったりしますし、薬なんか飲みたくないという気持ちも強くなってきます（図2）。

こういうふうに、単に「薬を飲んだらどうですか」と言われただけなのに、「弱い人間だ」という

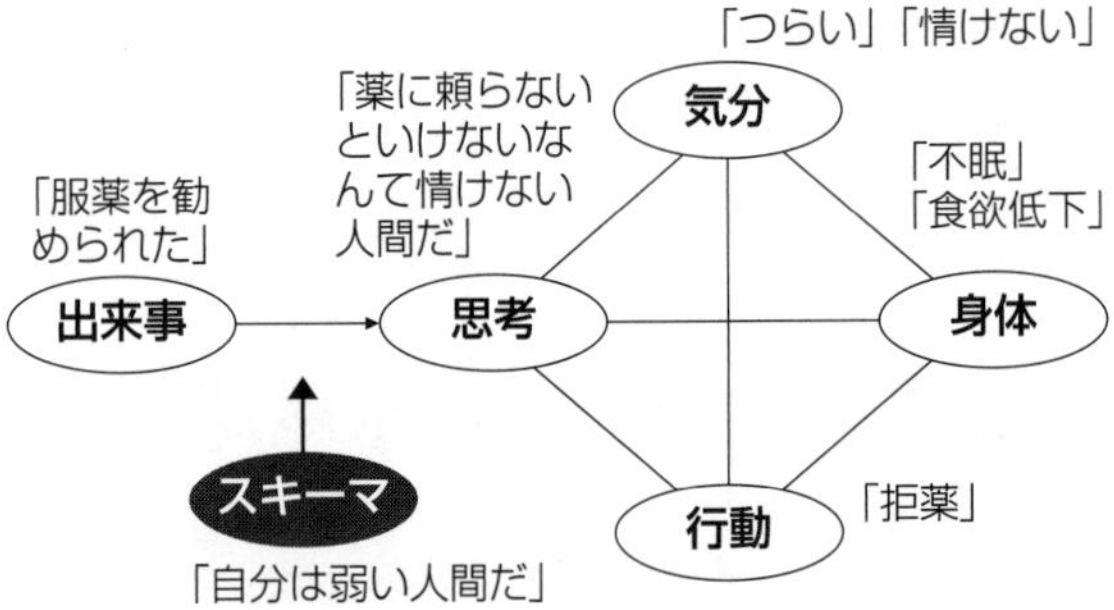

図2　症例の理解
——薬を勧められた例の理解

思いがあるために、自分はダメなのだと思ってしまい、いろいろ問題が出てきます。そうしたとき、今度は具体的に書いてみるのです。思考記録表やコラム表が認知療法では使われますが、考えを書き出してみることで、バランスのいい考え方ができるようになります。

ここまででご質問はありますか？

質問

参加者1　思考は、ものの考え方ですね。認知とは、どういうものでしょうか。

大野　認知療法では、認知と思考はだいたい同じものというように、大ざっぱにとらえています。つまり、認知も、ものの考え方、受けとり方で、自分にとって分かりやすいものは自分の考えていることです。だから、その場で自分の考えていることが、一番自分の日常を反映している。思考と認知は、ほぼイコールだと考えていただければいいです。

参加者2　自動思考とスキーマの違いをもう少し詳しく教えてください。

大野　これも分かりにくいですね。スキーマは、自分が自分に対してもっている考え方や、社会に対してもっている考え方です。たとえば、「自分はダメな人間だ」とか「人というものは完璧でなければならない」というように、ある種の人間観や自己観をスキーマと言います。

自動思考は、その場面場面で頭に浮かんでくる考えやイメージです。うまく話せなかったときに、「あ、まずい。相手はどう思うだろう。相手の人は変に思うのではないか」というのが自動思考です。それに対してスキーマは、「人というのは、きちんと話さなければならない」というように前提として考えているものです。

参加者3 まずスキーマがあって、自動思考にくっついてスキーマが出てくるということですか?

大野 そうですね。まずスキーマがあって、その影響を受けて自動思考が浮かんできます。

その関連で思い出したのですが、不安を感じると、かえって状況を悪くするような行動をとることが、社交不安障害などの場合も言われます。たとえば、「うまく話さないといけない」と思うと、それだけで緊張して、身体が変な動きをしてしまうことはないですか? それで相手の人は、変な動きをしていることが気になって、そっちに目が向いてしまうというように、ますます状況が悪くなってしまう。私も以前、似たような体験をしたことがありました。自宅のタンスを置いている部屋は少し暗いのですが、あまり時間のないときに、慌てて紺色のスーツに着替えて出かけた。電車の中でよく見ると上下の色が少し違う。似たような紺色でも光沢が違う。その日はちょうど人前で話す機会があったので、気になっていろいろ比較していると、周りの人から「何しているんだろう?」という目でじろじろ見られたことがあります。何もしなければ、周りは気づかなかったと思います(笑)。

参加者4 面接のときに重要なこととして、共感的姿勢の大事さは分かるのですが、患者さんのスキーマや自動思考に共感していたら，それに引っぱられるということはないですか？

大野　それは，程度の問題としてあり得ると思います。少しは引っぱられてもいいという考えもあります。状況にもよりますが，「自分はダメなんだ」とおっしゃられたときに，「本当にそうなのか，試してみましょう」と言ってしまうと，かえって拒絶された感じになってしまいますね。だから，「自分はダメなんだ」と言われたとき，「そうなんですか」と共感しながら，少しは一緒の環境の中にいて，いろいろ話を聞いていきます。そのなかで「これはどうかな？」と思うことがあれば，そのときに「少し説明していただけますか」と質問してみます。実質的な問題にならないかぎり，ある程度は引きずられてもいいと考えています。

参加者5　共感的姿勢とソクラテス的質問法のことで，共感的姿勢は，ロジャーズの非指示的カウンセリングと似ていると思いました。違う部分としては，私はことばの教室を担当していて，共感的姿勢や非指示を意識しながら子どもの話を聴いているつもりなのですが，先ほどの説明の質問をしていく項目を見て，これにそってあてはめていかなければいけないのかなと思ったのです。そうではなく，自然に会話したほうがすっと流れていくように思えますが，実際はどうでしょうか。

大野　それは，まったくそのとおりですね。つまり，枠にはまらないで自然な流れのなかで聴いていくことが大事です。先ほどは，こういう質問の仕方があると例をお示ししただけで，必ずしもとらわれる必要はありません。ただ，ロジャーズと違うのは，こちらがある程度誘導していく部分があるのですね。「こういう考え方はどうだろう」「考え方はそれだけだろうか」と、相手のことばをずっと聴いていたり繰り返したりするだけではなく、こちらが一歩踏み込むところが違います。でも、共感しながら、相手の気持ちをくみとりながら話を進めていくのは同じです。それから、ソクラテス的質問法で注意しなければならないこととして、相手を尊重しない質問の仕方をしてしまうことが往々にしてあるということです。その人が考えられるような質問や、やる気をひきだすような質問の仕方をすることが大事です。

それを分かっていただくためによくお話しする例は、私が歯科衛生士さんの研修に招かれたとき、嫌な患者さんが来たときにどういう指導をするかということです。たとえば、歯科衛生士さんが「こういうふうに歯を磨いてくださいね」と言って、患者さんは「はい、分かりました」と答え、後日、診察に来たときにうまく磨けていなかったとします。歯科衛生士さんが「前に私はなんて言いましたか？　こういうふうに磨いてくださいと言いましたよね」と言うと、患者さんは、「はい、言いました」。「そのとおりに磨いたのですか？」と訊くと、「はい、磨きました」と答える。そこで歯科衛生士さんが「でも、こういう歯石が残っていますよ。私の言ったとおりに磨くと、残ると思いますか？」という質問をされるのです（笑）。患者さんが「残らないと思いますす」と答えると、「そうでしょう？　だから、私の言ったとおりに磨いてくださいね」と言うのです。こんなことを言われると、「もう二度と行かないぞ」と思いますよね（笑）。これは、あまりいい質問とは言えません。

今、私が通っているクリニックの歯科衛生士さんは、「うまく磨けていますね。どういうことに気をつけておられるのですか？」と訊いてくれるので、私が答えると、「なるほど。それできれいになっているのですね。ただ、ここに少し歯石がついているから、ここは歯間ブラシを使って、もう少していねいにされるといいかもしれません」とおっしゃる。そう言われると、「今度から、そうしよう」と思うのです。でも、実際は手入れする箇所が少しずつ増えているのですけれどもね（笑）。確かに、歯磨きの時間は増えますが、がんばってやれます。できているところをまず認めて、変えていったほうがよいところを少しずつ具体的に指導していく。そうするとモチベーションが続くわけです。こういう質問が、ソクラテス的質問法の大事なポイントです。

参加者6　精神療法と心理療法、論理療法と認知療法はどう違うのですか。

大野　精神療法と心理療法は同じです。英語ではサイコセラピー（psychotherapy）と言いますが、精神科医は精神療法と訳し、心理療法家は心理療法と訳します。立場による訳し方の違いですね。論理療法と認知療法の二つは非常に共通しています。論理療法のアルバート・エリス（Albert Ellis）とベックは非常に仲のいい友だちです。ただ、若干違いがあるとすれば、論理療法はどちらかというと、論駁することに重きを置いて、認知療法は実際に行動して確かめることに重きを置くということとご理解ください。

参加者7　ビデオのようにあんなにスムーズに面接は進むのですか。

大野　ビデオをご覧いただきましたが、実際の認知療法では、あんなにスムーズには進みません。

ビデオは、時間的制約もあって、その人の体験にそって話を聞くということを強調するために作ったもので、実際は行きつ戻りつしながらやっていきます。ある人がビデオを見て「あれは全然共感的ではない」とおっしゃいましたが、確かに、実際はもっとゆっくりと、あるときは引きずられながら、患者さんの話に耳を傾けます。患者さんの体験を大事にするという意味で、あのビデオは共感の一部分を強調しているのだということをご理解ください。

II
実習：認知療法の実践・ワーク

大野　裕

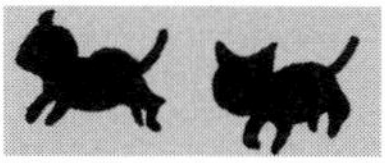

次は，認知療法の実践です。思考記録表（コラム表）の書き方を詳しく説明していただき，二人一組になって面接をしあって，思考記録表に書いていきました。実際に書いてみることで，質問が具体的なものになりました。それぞれのグループから出される質問に，大野先生がていねいに説明をしてくださいました。自分の具体例をもとに，検討されることで，認知療法の理解はより深まりました。自分に向き合う，楽しい演習でした。

1　思考記録表（コラム表）

思考記録表――認知の修正のために、とにかく書いてみよう

大野　では、今から思考記録表、コラム表と言ったりもしますが、それについて説明し、みなさんにも実際に書いていただこうと思っています（表1）。

認知、自動思考を変えていく、バランスよく見ていくためには、書くことが役に立ちます。書くと問題点が整理できます。また、書いたものを後で見直すことによって、客観的に自分の考えや問題を見ることができます。客観的に見るということは、もう一人の自分をつくるというイメージでもあります。これは、日記でも同じような働きがありますね。

森田療法は、日本の精神療法で特有のものとしてありますが、森田療法も日記を大事にします。患者さんがいろんな体験をつづり、それをもとに話をしていくのですが、治療者はあまり症状をとりあげません。つらかった、苦しかったというよりも、「こういうふうに工夫した」という、

表1　思考記録表

日付	状況 不快な感情を伴う出来事	不快な感情 不安、悲しみ、落胆、怒りなど （強さ0～100%）	自動思考 不快な感情を経験するときに心を占めている考えやイメージ （確信度0～100%）	合理的反応 自動思考に代わる思考 （確信度0～100%）	結果 1自動思考に対する確信度 （確信度0～100%） 2感情の強さ （確信度0～100%）

そっちのほうに目を向けます。認知療法も共通していて、客観的に見ていくといっても、患者さんが自分で工夫したところ、がんばった部分に目を向けていきます。

先ほど、根拠があるのかどうかというお話しをしました。たとえば、仕事で交渉がうまくいかなかったという事実があったとき、それで本当に契約が破棄されてしまうのかどうか。必ずしも、そこまでいくという根拠はないですね。そのように、なるべく客観的に見ていきましょうということです。また、別のケースですが、ある総合職の女性が残業をしていて、上司がほかの同僚を誘って食事に行ったとしましょう。「私にばかり仕事を押しつけて、不平等だ」という自動思考が浮かんだとして、そう考える根拠があるのかどうか。ほかの見逃している事実はないのかどうか。ただ、その考えが必ずしも間違っているとはかぎりません。

事実だという場合もありますが、「上司が何か怒っているかもしれない」ということを仮説だと考えて、調べてみようというわけです。

先にお話ししましたが、ベックは、うつ病の人は怒りが強くなっているという従来の仮説は正しいのか、それを調べようとしました。自分の書いたものが最初は編集者に認められませんでしたが、本当にダメなのかどうかを確かめようとしました。そこが大事なのです。

そのときに、自分一人でやっているとなかなか自分の考えから抜け出せないことがあります。そうしたときには、治療者や家族、友人と一緒にやってみてもいいでしょう。プロセスについて練習することも大事です。最初からうまくいくわけではなく、何回か練習していくうちに自然にできるようになっていきます。

ウルトラマン

一見、書き出すことは特別なように思えますが、日常生活の中でもわりとやっているものです。例として、一つのコラム表をお見せしましょう。

これは私の友人の青山心療内科クリニック8院長、花岡素美先生が作ったウルトラマン・バージョンのコラム表で、つらい気持ちになったときの状況と、どういう感情になったか、そのときの自動思考、そしてそれに対する反論も書き出します（表2）。今見ていただいているのは5項

表2　ウルトラマンのコラム表

状　況	ウルトラマンがバルタン星人と戦っていたが、３分の時間切れになってしまい、撃退に失敗した
不快な感情	ショック（95%）
自動思考	①なんてダメなウルトラマンなんだ（90%） ②国民のヒーローなのにもう終わりだ（99%）
合理的反応	①ウルトラの母やウルトラマンタロウを呼ぼう １回失敗したくらいで、ダメとは決められない ②ヒーローだって全能の神様じゃない また、来週がある
結　果	1．自動思考 ①40%　②90% 2．ショック（60%）

目のコラムですが、ここに根拠と反証を書き出して7項目にする場合もあるし、さらに行動を加えて8項目にする人もいます。人によっていろいろです。あとでみなさんにも、日常生活で困った場面を考えて、二人一組でこれを作っていただく時間を設けます。

これは、ウルトラマンがショックを受けたときのものです。ショックをパーセントで表しているのは、一般的にショックは「ある・なし」のどちらかでとらえがちですが、実際にはグレーゾーンがあるのだということを思い出してもらうために使っています。

この場面は、ウルトラマンがバルタン星人と戦っていて三分間が経ってしまった設定です。撃退できなかったのでショックを受けたウルトラマンに訊いてみたのです。ショックは九五%、かなり大きいですね（笑）。そして自動思考としては、「なんてダメなウルトラマンなんだ」「国民のヒーローなのにもう終わりだ」。

うつのときには三つの領域で悲観的になっていると言

われます。一つは自分自身に対して、二つ目は周りとの人間関係に対して。ここでは「国民のヒーローなのに」と言っていますね。三つ目は「もう終わりだ」と将来に対して悲観的になっています。本当にそうなのでしょうか。こう考えると本当に何もできなくなってしまいますね。だって、ますますバルタン星人がのさばるのですから。ここの問題は、バルタン星人をやっつけて地球を守ることです。では、その地球を守るためには何をすればいいか。あまり反省ばかりしていても仕方がないですよね。だから、合理的反応として「ウルトラの母を呼ぼう」と書いています（笑）。大事なことですね。一回失敗したぐらいでダメとは決められない。これまでにうまくいったこともあるはずです。思い出してみましょう。

次に「ヒーローだって全能の神様じゃない」と、なんでも完全にできるわけではないし、強みもあれば弱みもありますね。それをきちんと理解しながらやっていくことが大事です。これは自分自身に対する解決法です。そして、もう少し全体を見て何か出てこないかといえば、「また来週がある」のです（笑）。シリーズものですからね。将来に対する展望は大事です。私たちは将来が見えないとつらいですが、少しでも見えてくると楽になります。ここでウルトラマンのショックは六〇％にまで軽減しました。

こういうことは、私たちは日常の中でもやっていますよね。何かショックを受けても、「いやいや、待てよ」と立ち止まって考えていませんか。ほかの人の相談に乗るときにも同じでしょう。それを書き出したのが、この表です。こうやって書き出すこと、考え直すことが認知療法の基本の考え方になります。

書き出すポイント

書き出すときにいくつかポイントがありますので、それぞれについて説明していきましょう。

〈状況〉

できるだけ具体的に書き出します。日時、場所、誰と一緒にいたか、何が起きたかです。先ほど、患者さんとの面接のときに、話されなかったことにも注意するのが大事だと言いましたが、書くときもそうです。相手の話を聞いてその場面がいきいきと浮かぶかどうかが一つの指標になります。話を聞いていてもなかなか理解できないのは、自分の理解の仕方が悪いという場合もありますが、それ以上に相手の方が大事なことを何も語っていないということがあります。重要な情報が抜けているために、全体像がつかめないのです。それに、自分にとって重要なことをもれなく書き出すと、問題点を整理できることがよくあります。

〈気分をつかまえる〉

次にそのときの気分をつかまえていくようにします。大きく動揺したときの状況と気分を書き出していくのですが、その気分と思考の区別が難しいという人が結構います。そのふたつはどう違うのか。たとえばある人が、「大変だと思った」と言った場合、これは気分なのか思考なのか、なかなか判断が難しいのですが、気分というのは基本的に一言で表されるものです。

ゆううつ、不満、不安、悲しい、屈辱感、うんざり、困った、恥ずかしい、怖い、楽しい、心配、傷ついた、不満、怒り、罪悪感、おびえ、いらだち、快い、誇り、失望など、簡単なことばの一言で表せるのが気分だと考えると判断しやすいでしょう。一方の考え（自動思考）は、文章で表現されていて、「これでもう仕事はダメだ」「私は、本当はこんなことをしてはいけなかったんだ」というものです。

〈気分のレベルをはかる〉

そして気分は、その程度をパーセントで表します。そうすると気分がどういうふうに揺れるかが分かります。その気分があるかないかという白黒思考ではなく、気分の強さにも程度があるのだということが分かります。一般に私たちが悩んでいるときには、白か黒かで決めつけていることが多いですね。でも、現実の社会に「まったくダメ」とか「完全にＯＫ」ということはないのだということを思い出すことが大事です。

〈自動思考〉

気持ちが大きく動揺したり、何かに反応して激しい行動をとったりしたときは、ホットな自動思考が起こっていることが多いものです。そういう気持ちになる前に浮かんだ考えも、確認してみる。先に心配なイメージが浮かんでしまうと、実際にもそう見えてしまいますから。そして、実際に起こったとして、最悪なことは何かを考えてみます。すると、その場で浮かんだ考えは、その前に心配していたことと関係のある場合もありますし、最悪のことを考えたのと関係する場合もあります。そして、自分について、周りの人との関係について、世の中や一般の人について、などを質問していきます。それぞれを考えていくと、極端な考えをしていることに気づくことができます。

患者さんにこの書き方の説明をして、実際にやってもらうと、動揺したときに、「自分は今、何を考えているかな」と思うことで客観的になれるというか、少し冷静になることができるとおっしゃっていました。動揺したときにどんなイメージや考えが浮かんでいるかを自分で気づけるようにして、その考えをゼロから一〇〇％の範囲で評価してみてください。

先ほどの残業している女性の例でいうと、「なぜ、自分ばかり仕事を押しつけられているのだろう」という考えが浮かびます。「自分は嫌われている」「いくらやっても上司は私のことを認めてくれない」という考えも浮かぶかもしれない。その「世の中は不平等だ」「自分ばかり仕事を押しつけられている」と考えると、悲しくもなるし腹立たしくもなりますが、「はたして本当にそうなのだろうか」と考えていくことで、少し冷静になれますし、対応策が見えてきたりもします。そのときに大事になるのが、次に説明する「根拠」と「反証」です。自動思考をたくさん書き込んだ場合には、すべてにこうした作業をするとたいへんなので、そのなかでいちばん強い気持ちを選ぶようにします。

ところで、ある感情が動いたときには、このように自動思考が浮かんでいることが多いのですが、場合によっては逆に考えが何も浮かんでいないときもあります。動揺が大きすぎて、頭の中が真っ白になったという場合です。そのときは、あまり無理をせず、次に同じような場面に遭遇したとき、自分はどう考えるだろうかというふうに想像してもいいでしょう。

特徴的な認知の歪み

認知の歪みをみつけ出す手がかりとして、認知の歪みにはどういうものがあるか、いくつか代表的なものをご紹介します。この分け方にはいろいろありますので、これは一例と考えてください。

①根拠のない決めつけ（恣意的推論）

証拠が少ないのに思いつきを信じ込む。一日恋人から連絡がないと、「私が嫌いになったんだ」と思う。恋人は、ただ仕事が忙しかっただけかもしれないのに、嫌われたと思い込んでしまう。

②白黒思考（二分割的思考）

灰色（あいまいな状態）に耐えられず、物事に対して、白か黒かという極端な考え方をとってしまう。六〇点とれていても、一〇〇点でないと失敗だと思う。

③部分的焦点づけ（選択的抽出）

一般的に人は、うまくいかなかったことだけに目を向けてしまいがちです。そして、「うまくいかないのではないか」と思うときにかぎって、少しひっかかった部分を敏感に拾いあげてしまいませんか。嫌われているのではないかと思うと、自分自身の嫌われそうな部分ばかりに目を向けてしまう。その結果、他人の批判的なところに過敏になってしまいます。

④過大評価・過小評価

私たちはなぜか、うまくいったことを過小評価して、うまくできなかったことを過大評価してしまう傾向があります。うまくいけば、「たまたま、うまくいっただけだ」と思い、逆にうまくいかないと、「やっぱり、うまくいかなかった」と考えていませんか？　うまくいかないことばかり目につき、うまくいったことはすぐ忘れます。

⑤べき思考

「ああすべきではなかった」と過去のことを思い出して悩んだり、「こうすべきだ」と自分の行動を自分で制限して自分を責める。たとえば、主婦だったら「家事を完璧にしなければならない」と考えたり、吃音の方が「話をスムーズにしなければいけない」と思い込んだり、「should

（～すべきである）」「must（～しなければならない）」という考えに縛られてしまうことです。

⑥極端な一般化

少数の事実をとりあげて、すべてのことが同様の結果になるだろうと結論づけてしまう。たとえば、「食事の後の片づけをしなかった。主婦として失格だ」と決めつけることがありませんか？

⑦自己関連づけ

何か悪いことが起きると、全部を自分の責任だと考えてしまうことです。たとえば、話がうまく進まないときに、全部自分のせいだと考えてしまう。

⑧情緒的な理由づけ

うまくいかなかったとき、自分が焦ってしまったせいだと考えることはありませんか？　そのときの自分の感情にもとづいて、現実を判断してしまっているのですね。たとえば、新しい仕事に不安を感じると、「初めてでよく分からないから不安なんだ」などとは思わず、「こんなに不安なんだから、自分にはできないほど難しい仕事に違いない」と思い込むのです。

⑨自分で実現してしまう予言

否定的な予想を立てて自分の行動を制限し、そうして行動を制限した結果、予想通り失敗してしまう。すると否定的な予測をますます信じ込み、悪循環におちいってしまいます。自分自身で現実にうまくいかない状況を引き起こしてしまっているわけです。私がスーツの色を間違えたこともそうです。本当は周囲の注意を引きつけたくないのに、焦った自分の行動が、かえって注意を引く結果になっています。

〈根拠と反証〉

自動思考の歪みに気づくために、根拠と反証をあきらかにします。

根拠　自動思考を裏づける事実

反証　自動思考に矛盾する事実

根拠とは考えを裏づける事実です。

先に紹介した女性会社員は食事に連れていってもらえず、残業していました。それは事実です。でもその一方で、仕事は、締め切りが近づいていて確かに忙しかった。よく考えると、ほかにも残業している総合職はいた。そうすると、必ずしも自分だけが押しつけられているということではないのかもしれない、ということが分かってきます。

このように、自動思考には根拠になる事実もあれば、反対の事実もあります。その事実を書くことが大切です。自分が想像していることではなく、事実、何が起こっているかです。食事に誘ってもらえなかった。残業している。仕事が進まない。仕事には締め切りがある。ほかの同僚も残業している。新しい仕事を次々とやっている。これらはすべて事実です。また、ここまで書いたときに、自分が想像で作り出したものが入っていないかどうかを、ちょっと見直すことも必要です。

もう一つ大事なことは、書き出すときはすべて具体的に書くことです。実際に書き出してみると、意外ともれがあったり、現実と想像を混同していることに気づくことができます。

根拠と反証を見つけ出す聞き方

①第三者の立場に立つ

認知の歪みに対して、私たち治療者は根拠と反証を見つけ出す質問をしていくわけですが、その一つが「第三者からみたら……」というものです。たとえば、「もっと元気なときだったらどう考えますか?」「五年後、一〇年後だったらどう考えますか?」「家族や友人がそう言ってきたら、なんと言ってあげますか?」など、第三者の立場に立って考えてみるように勧めます。

余談ですが、先日、倉嶋厚さんのお話を聞く機会がありました。倉嶋さんはＮＨＫで天気予報を担当されていた方で、『やまない雨はない』という本でご自分のうつ病の体験を紹介されています。倉嶋さんのお話を聞いて私がとてもいいなと思ったのは、「人間は三年後どうなっているか分からない」とおっしゃったことです。「天気予報もあたらないけれど、人生予報はもっとあたらない」というお話をされたのです。三年後に自分はこうなるだろうと思っても、必ずそうなる保証はないのです。だけど、悲観的になると、同じように苦しい状況がずっと続くと思いがちです。実際には、そんなことはありません。高知県の内科医、小笠原望先生はうつ病の患者さんに「舞台は回る」とおっしゃるそうです。状況はときとともに変わっていくものです。

②過去の経験をふまえて

「今までの経験から、こういう気持ちになったときに、どのようにすればうまくいきましたか？」

「以前にもこのような問題を経験しませんでしたか？　それをふまえて、ほかの考え方はありませんか？」

「これまで同じような状況になったことはありますか？　そのときはどうなりましたか？　それと今回はどのように違いますか？　その経験で学んだことで、今回、役立ちそうなものはありませんか？」

うまくいったことを忘れている場合が多いので、以前に同じ経験をしたときのことを意識的に思い出してもらうようにします。そのときに経験したことで、今回役に立つことはないだろうかというように、前の経験と照らし合わせて解決策を考えるようにしてみるのです。

③冷静に考えて

もう一度冷静に考えてみるようにします。

「自動思考に矛盾することはありませんか？」

「今の状況で見逃している、よい点はありませんか？」

「自動思考と根拠の欄に、直感で書いているところはありませんか？」

「自分ではどうしようもないことを責めていませんか？」

などと訊いてみます。人間には、できることとできないことがあります。ところが、なんでも完璧にしようという思いが強すぎると、できないことまで自分でやろうとして自分を追い込んでしまうようになります。

吃音の方の場合は、うまく発音できない音があると思います。その音まで完璧に発音しようと自分を追い込んでしまっては、しんどいでしょう。自分を縛ってしまうことになります。そのことにどのような工夫ができるかを考えてみてはどうでしょうか。先のウルトラマンもそうですが、なんでも完璧にできるわけではありません。その事実を認識して、完全でない自分がどう工夫すればいいか考えてみるのです。一面からだけ見るのではなく、以前と今回の違いなど、どう距離をとっていくかです。ある部分を拡大したり縮小したり、また、どの程度できているかを点数化してみる。プラスもマイナスも平等に見ていきます。「自分が悪いのだ」と思っても、実際の原因はほかにあるかもしれません。その場にあった現実的な考え方をしていくようにしてください。

もう一人の自分をもつこと。学問的には「メタ認知」と言って、一段上からものを見るということです。そのためには、できるだけ多くの情報を集めて、そのうえで判断していくようにします。根拠は？　反対の事実はないだろうか？　人があいさつを返してくれなかったときに、「何か怒っているのだろうか」「自分を無視しているんだろうか」とあれこれ考える例を紹介しまし

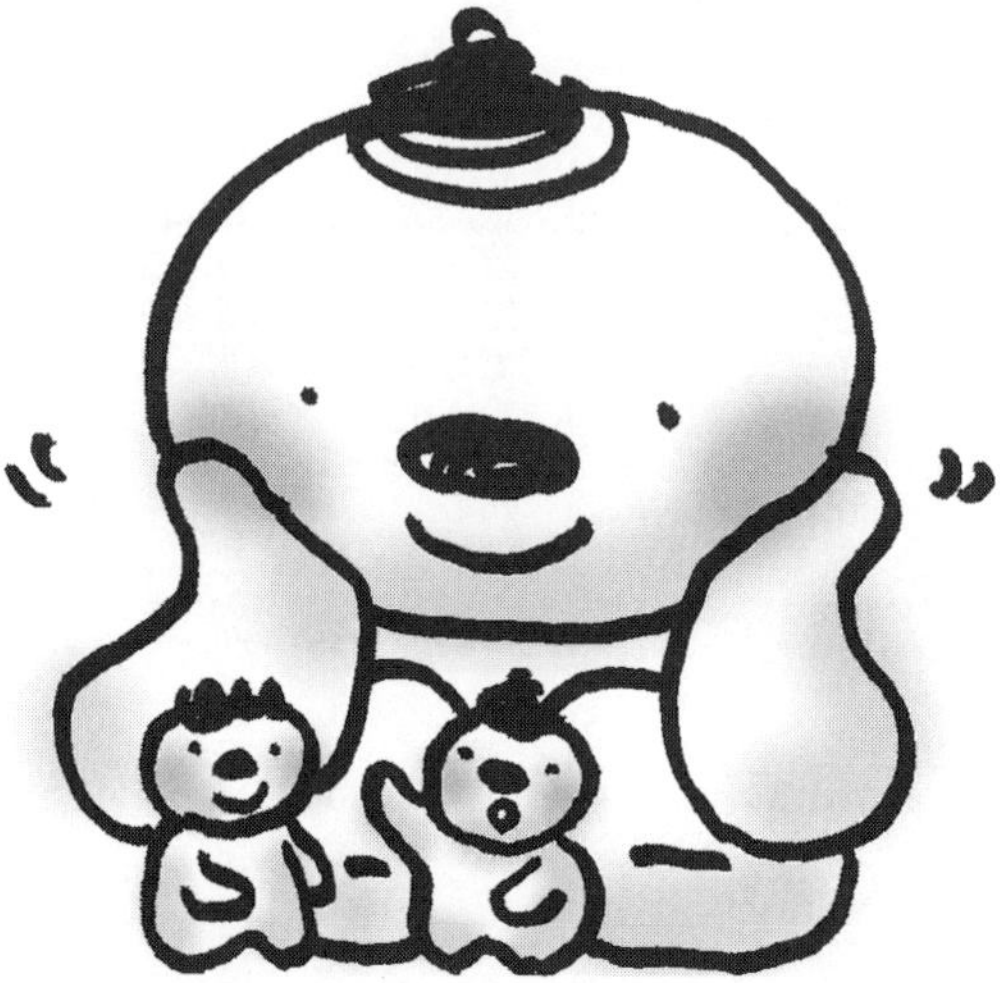

た。そのときにいちばんいいのは、相手に直接確認することです。でも私たちは気弱になると確認できなくなって、自分の心配がいかにも事実のように思えてきます。そのときに、もし本人に確認することができなくても、書き出してみることで別の考えができるようになって、気持ちの余裕が出てきます。そのときに、必ずしもプラス思考がいいわけではありません。プラス思考の極端な状態が躁状態です。うつ状態の反対、自信満々でなんでもできると思い込んでしまうのです。それもまた問題です。

私の患者さんに運転の好きな方がいて、躁状態のときにドライブに行ったそうです。「高速道路を時速三〇〇キロで走って、一台も抜かれませんでした」と言うので、ビックリして注意したら「先生、何が危ないのですか。運転は、認知・判断・操作の三要素がないとできないのですよ。私は全部満点なのですから、事故なんか起こしませんよ」とおっしゃるのです。でも、その後に一般道路で追突事故を起こされました。ゆっくり走っていたときなので、惨事には至らなかったのですが、運転技術が満点ということは決してないです。それなのにプラス思考で満点だと思ってしまうと問題になります。

プラス過ぎてもいけないし、マイナス過ぎてもいけません。バランスよく、いろんな情報を集めて新しい視点から考えていくことが大事です。もちろん、コラムに書き出してみても気分があまり変わらないときがあります。そのときは、具体的な出来事について考えていなかったり、別の考えをしたつもりでも自分ではそれをあまり信用していなかったりということが考えられます。その場合は、現実の問題解決につながっていかないので、もう一度考え直してみるようにしてください。

先ほどの残業している女性の例では、確かに食事に誘ってもらえなかったという事実はありますが、書き出してみることで、「私が忙しそうにしているので、気を遣って声をかけなかったのかもしれない」「信頼されて、仕事を任されているのかもしれない」「次は私から誘ってみようか」という新しい考えが出てきます。このように、プラスの面も見えてくると、悲しいとか、悔しいという感情が軽くなっていきます。では、また、ここでもう一つ、学芸会を見ていただきましょう（笑）。私も少し慣れてきたようで、少しリラックスしています。内容はコラム作りです。

コラム作り

【ビデオ】〈大野裕『認知療法・認知行動療法治療者用マニュアルガイド』（星和書店）より〉

患者　いろいろ、周りの方には配慮していただいているので、なんとかやれています。ただ、職場は恵まれているのに、なぜか気持ちが重くなっていることがあるのです。

治療者　どんなときに、そうなるのですか？

患者　波かもしれないけど、ときどき集中力がなくなってくるんです。そうすると、いろいろ配慮していただいているのに、申し訳ないと考えるようになって……。

治療者　申し訳ないというのは？

患者　せっかく、いろいろ気を遣ってもらっているのに、仕事をテキパキ片づけられないから申し訳ないし、「なんてやつだ」と考えられているかもしれないと思うのです。被害妄想かもしれませんが。

治療者　そうかもしれませんね。でも、あなたは、できるだけのことはしているんでしょう？　怠けているわけではなくて。

患者　もちろん、そうです。

治療者　そのようなとき、あなたが周りの人だったらどう考えますか？

患者　しばらくぶりに仕事に復帰して、慣れない仕事に悪戦苦闘して、まだリズムには乗っていないけれど、「よくがんばっているな」と思います。「あまり無理をしなくていいのに」と考えるかもしれません。

治療者　そうでしょう？　ほかの人だって、そう思うと思いますよ。それに、あなたのお話では、職場の方たちはずいぶん気を遣ってくださっているようだから、悪く思う人はいないように思いますが。

患者　確かに、言われてみればそのとおりです。でも、そのときにはふっと、そういう考えが浮かんでくるんです。

治療者　そうなると、気持ちが沈み込む？

患者　ええ。

治療者　そうしたときに、自分で自分の考えに反論する練習をすればいいかもしれませんね。そのためには、思考記録表を活用する方法があります。これがそのシートです（46頁参照）。これを使うと考えが整理しやすくなるかもしれません。このように五つに分けられているので「五つのコラム法」と言われたりもします。状況や感情、考えを書き出していって、そして自分の考えの幅を広げて、気持ちを整理していく方法です。最初に浮かぶ考えを「自動思考」と専門的に言ったりします。もう一つ、自分のそのような考えをほかの人に話してみるという方法もあります。

患者　結構、みんな忙しそうにしていますし、それに……相談してもなんて返事をすればいいか、分からないのではないかと考えるのです。

治療者　そう考えて、声をかけるのをためらってしまう？

患者　ええ。

治療者　ちょうどいいかもしれませんね。この例を使って考えを整理する練習をしてみましょうか。

患者　はい。お願いします。

治療者　まず、一つ目のコラムを考えてみましょう。そのときの様子を少し詳しく話していただけますか？

患者　みんなと仕事をしているうちに、集中力がなくなってしまい、不安になるのです。

治療者　みんなというのは？

患者　上司とか同僚とか……。

治療者　そのとき、みんなは何をされているのですか？

患者　みんな、それぞれ忙しそうに働いています。

治療者　それじゃあ、僕がちょっと書き込んでみましょう。ええと、職場で、上司や同僚がいて、忙しく働いている。そのとき不安になった。

患者　はい。

治療者　いちばん強い不安を一〇〇として，どのぐらいの強さでしたか？
患者　六〇ぐらいでしょうか。
治療者　ほかに何か感じたことはありますか？
患者　つまらないことを言っていると思われたのではないかなと。
治療者　それは考え方のほうですね。まず，気持ちや感情について書き込んでいきましょう。
患者　すみません。
治療者　ほかに何か感じたことはありますか？　たとえば，つまらないことを言っていると考えられたときには，どんな気持ちになりましたか？
患者　少し落ち込んで，ゆううつな気持ちになりました。
治療者　そうですか。そのゆううつな気持ちは，どのぐらいの強さでしたか？　いちばん強いときを一〇〇として，どれぐらいの強さでしたか？
患者　五〇ぐらいでしょうか。
治療者　では，そのときに考えたことを書き出してみましょう。不安になったときは，どのようなことを考えていましたか？
患者　みんな，忙しそうにしている。声をかけるとわずらわしいと思われるのではないか，と考えていたように思います。
治療者　そのことを，どの程度強く考えていましたか？

患者　どの程度？

治療者　絶対にそうだ、というのを一〇〇、そんなことはない、というのをゼロとして、どの程度でしたか？

患者　そうですね。七〇ぐらいでしょうか。

治療者　次にゆううつになったときのことですが、先ほどのお話では、つまらないことを言っているのではないかと考えられたんですね。

患者　ええ。相談しても、なんと答えればいいのか分からないのではないか、つまらないことを言っていると思われて、独りぼっちだな、と考えてしまいました。

治療者　それでは次に、あなたが考えたことに対して反論を考えてみましょう。これは、あなたの考えが間違っていたからということではなくて、考えの幅を少し広げるための練習です。まず最初に、みんなが忙しそうにしている。声をかけるとわずらわしいと思うのではないか、という考え方に対して、別の考えはできないでしょうか。

患者　分からないまま仕事をしてミスしたり、仕事が溜まったりするほうが迷惑をかけることになる、と考えられます。それに自分だったら、簡単にでも指導するだろう。まったく時間がないわけではないので、タイミングをみて声をかけよう、とも考えられます。

治療者　ゆううつになったときは？

患者　自分は人に話をすることで考えを整理できるのだから、話してもらうだけで十分だし、そのことを最初に言えばいいのではないかと考えられます。……そういえば，何度か話したことはあるのですが，「俺だって落ち込むことはあるよ」と言われると……。みんなつらくても会社に来てがんばっているのに，なぜ私は……と考えるのです。

治療者　そうですか。その人はどういう意味で，そのようことを言われたのでしょう。

患者　そのときには，「そんなことでくよくよ考えるのか，ダメなやつだな」と考えたのです。

治療者　なるほど，そう考えると落ち込むでしょうね。でも，本当にそうなのでしょうか。今考えてみて，どうですか？

患者　今考えると，「誰にでもあることだから気にするな」ということだったのかなと思います。

治療者　僕もそのほうが自然な気がします。こうしたことも書き込んでみると，いいかもしれません。それに，そのとき，その人だったらどう考えるかというのを訊いてみてもいいかもしれませんね。

患者　ああ，そうですね。

治療者　その人の考え方や，やり方が分かるかもしれませんし。

患者　そうですね。

治療者　それでは，最後の項目になりますが，そのように考え方を変えたら，気持ちはどのようになりましたか？

患者　少し楽になりました。

治療者　たとえば先ほど、不安は六〇とおっしゃっていましたが、今はどうでしょう？

患者　それは……四〇ぐらいでしょうか。

治療者　ゆううつは五〇とおっしゃっていましたが。

患者　それは……三〇ぐらい。

大野　このような感じで、コラムを作っていきます。今のビデオで、否定的な考えや悲観的な考えがあることに気づいていただけたと思いますが、それに対して反論、別の考えはないだろうかと第三者的な視点で考えていくわけです。そして考えを整理し、別の事実を見つけていきます。このビデオのように、誰かと話しながらやっていってもいいでしょう。その相手はご家族や友人にお願いしてもいいでしょう。それと同時に、思考記録表に書き込んでいくこともできます。このビデオの患者さんはうつの状態で、人とうまくいかないということでしたが、吃音の場合も同じような状況が考えられます。そして、自分の考えをうまく修正できて、気持ちが楽になればいいのですが、うまくいかないときは、どれだけ自分が新しい考えを信じられているか考えてみてください。形だけ、表面だけで別の考えを出していることがときどきあって、そういう場合は、頭では分かっていても、実際の問題解決につながっていきません。そのような場合には実際にいろいろな行動を起こしてみて、考えがどの程度現実的かを見てみる。可能であれば問題に対処していく。そうしていくうちに客観的なものの見方ができるようになっていくわけです。

これまでのところが認知療法の核となる部分です。記録表に書き出して、認知を見つめ直し、修正していくというプロセスです。ここで質問をお受けして、休憩し、みなさんに実際に書く練習をしていただきましょう。

質問

参加者8　感情の程度を数値で表していましたが、それは大事なことですか？　先のビデオなどでは、そのときの感覚だと思いましたが、変動という意味では大切なのでしょうか。

大野　数値で表したほうが、変動という意味でも、客観的に強さを見るという意味でも、役に立ちます。ただ、そのときにあまり完璧主義にならないで、だいたいの感覚で点数化するようにしてください。

参加者9　数値で表しにくい場合は、書かなくてもいいですか？

大野　はい、無理に書く必要はありません。

参加者10　どれだけ楽になったかというのは自分にとっての程度、自己評価だと考えればいいですか？

大野　はい、そうです。なぜなら、うつや不安の感情は自分の主観的な評価であって、他人が判断することではないからです。身体の痛みと心の痛みは同じだと、私はよく言うのですが、身体の痛みも他人が決めることはできません。身体の痛みの例としてがんの痛みをあげてみます。がんが骨に転移したとき痛みが出てきます。ずっと前は「これぐらいの範囲の転移だと痛くはないだろう」と医療者が判断し、痛みを強く訴える患者さんのことを「大げさだ」と言ったりしていました。しかし、痛みの感じ方は個人差があるという理解が広がり、ＷＨＯが勧告を出して、本人の訴えに応える形で鎮痛剤を使うようになりました。これと同じで、こころの痛みでもご本人がどう楽になったかが大事なので、ご本人の評価が最優先されるべきです。「これぐらいのことで弱音を吐くな」と周りの人が言ってしまうこともあります。でも、これは、その人の判断や気持ちを認めない考え方ですね。周りが「もっとがんばれ」「これぐらいで情けない」と言うことではありません。

参加者11　うつ病にもさまざまなレベルがあると思います。たとえば、自殺企図があったり、重度のうつ状態だったりした場合は投薬も行われると思うのですが、投薬と認知療法の両方を使って対処されるんでしょうか。

大野　理想的には両方を使うといちばんいいと言われています。薬だけではなく、こういうアプローチを併用すると楽になる方が、ずいぶんいらっしゃいます。逆に、軽い症状の方は、あまり薬を使わないほうがいいという考えもあります。ご自分である程度、対応ができる場合には、少し様子をみる場合もあります。イギリスなどでは、軽いときにはあまり薬を使わないという、治療のガイドラインがあります。

　重症の場合、思考記録表に書き込めないこともあるので、あまり無理には勧めません。重症で「どうせダメなんだ」「何もできないんだ」と思い込んでいらっしゃる方には、「本当にそうなのでしょうか」「ほかに考えはないですか」といろいろお話することで、考え方を変えるようなアプローチをします。行動に働きかける技法も大事です。楽しく感じられたりやりがいを感じられたりできる可能性のある行動を生活の中に組み込んでいくように勧めます。運動が効果的な場合もあります。

参加者12　数字で表すことに、少し抵抗があるのですが。最初のほうでプラス面と同じようにマイナス面も大事だとおっしゃっていましたが、たとえば、最後の心のありようが書く前と書いた後で同じ六〇だった場合、先生はどうお考えですか？　患者としては、数字で表すことを求められるので、最後は低くならないといけないような気がするのです。学校での先生と生徒との関係のようなことは、数字が邪魔になることはないですか？

大野　確かにそうですね。邪魔になる面もあると思います。ただ、数字はあくまでもご自分がどの程度楽になっているかの指標ですが、逆に、変化がないというのも大事な情報で、変わらないということは、そこでやったことがあまり役に立っていないということですね。だから、書きながら考えたことが自分にとってはうまくヒットしなかったのかもしれないし、別の考え方をしようとして自分を無理に追い込んでしまったのかもしれません。これも、先生と生徒の関係では、ありがちです。そうなると、実際の問題解決につながっていきません。ただ、変わらないという事実をもとに話し合いをしていくこともできます。このように実際に行動してみると新しい情報が手に入ります。そのように考えていただければいいのです。あまりにも「縛られる」という感覚が強ければ数字を書かないという選択肢もあります。あるいは数値が変わらないのであれば、それ自体に意味があるので、それを使ってみようという発想もありえます。

参加者13　ソクラテス的質問法についてです。面接をするときに治療者、話を聞く方はある程度先を見越して、そこへ導くような質問をするのですか?

大野　基本的にはそうなのです。ある程度、「こう考えてもらえるといいな」と考えて、そちらの方向へいくような質問の仕方をします。ただ、注意しなければならないことが二つあります。

一つ目は治療者、質問する側が自分の考えを押しつけないこと。「こうなれば、いいな」とは思っていても、「こう考えなさい」「こうしなさい」とは言わないことです。

もう一つは、「こう考えてもらうといいな」と思っていても、話を聞いているうちに質問者自身の考えも変わってくることがあるのです。「ああ、そういうことなら、むしろ○○のように考えたほうがいいかもしれない」というように、治療者が微調整しながら、患者さんと一緒に方向を再設定していくということになります。まったく白紙で質問するわけではありませんが、自分の考えにとらわれてはいけないということです。

参加者14　私はうつ病の方の相談にのっています。一般的には、うつ病の方には励まさないことが大切だとよく言われますが、私は話を聞きながら「こうしたらどうですか」とアドバイスをします。「こうしたらどうですか」と言うこと自体が励ましになっていますか。

大野　確かに励まさないことは大事ですし、考えを押しつけないことも大事です。ただ、アドバイスすることも大事で、どこで励ましと区別するかと言えば、一つはその方がアドバイスをもらって、「よかった」と思われるか、「ちょっと無理だな。どうしよう」と困られるか、そこがポイントです。だから、アドバイスをされて、相手の表情などを見て、「よかった」という感触があれば、それはそれでいいでしょう。逆に、「ちょっと困ったな」という表情が浮かぶようだったら、あまり無理に勧めることはしないほうがいいでしょう。ただ、見ているだけでは分からないことも多いので、最後に相手に確認するといいでしょう。先ほど質問された方も実際にされているそうですが、最後に「私の言い方は、きつすぎるかな？　負担になるときは言ってね」と確認するのです。

実は、これはとても大事なことで、認知療法は患者さんからフィードバックをもらうことを重視します。面接中も、そして面接をした後にも、「今日の面接はどうでしたか？」とか、「何か困ることはありませんか？」など、必ず患者さんからのフィードバックをもらっておきます。無意識のうちに考えを押しつけてしまったり、食い違いがあったり、これは治療者と患者の間でもよく起こることなので、最後に確認しておくようにします。そうしないと、治療者のほうは「いい治療をした」と思っていても、患者さんのほうは決してそう思っていないことがよくあります。治療者と患者さんとの間だけでなく、親しい人との日常会話のなかでもフィードバックをもらうようにしておくと、お互いのずれは少なくなります。ほかに質問がなければ、コラム表の書き方を練習してみましょう。

コラム作りの実際

二人一組になっていただいて、一人が面接をする方、もう一人が面接を受ける方になってください。用紙は一人一枚です（表3）。日常の中で困っていることをもとに、面接をしてみてください。ご自身のことでもいいし、どなたか知人のことでもいいです。二〇分ぐらい経ったところで様子をうかがいます。そこで、だいたいできているようだったら役割を交代していただきます。お互いが終わったところで、実際にやってみて浮かんだ疑問などをお聞きします。よろしいでしょうか？　七つの項目をすべて書いていただいてもいいですし、根拠と反証が

表3　コラム表

状況	
気分	1）　　（　%）2）　　（　%）
考え	1） 2）
根拠	1） 2）
反証	1） 2）
代わりとなる考え	1） 2）
心の変化	1）　　（　%）2）　　（　%）

むずかしければ、それを外してもらってもかまいません。

（面接中）

思考記録表の演習の検討

大野　みなさん、熱心にやっておられますが、そろそろこの辺で。実際にやってみてどうでしたか。意外と難しかったのではないでしょうか。ご質問があれば、どうぞ。

参加者15　実際にやってみて混乱したことがあります。「状況」「気分」「考え」は、わりとスラスラ進んでいくのですが、四番目の「根拠」は三番目の「考え」に対するものですよね。その次の「反証」も三番目の自動思考に対する反証ですよね。それで、ちょっと混乱したのは、その次の「代わりとなる考え」と「反証」との違いがよく分からなくなりました。

大野　なるほど。「根拠」と「反証」は具体的な事実です。そして、「代わりとなる考え」は考えです。要するに事実がどうかと考えると、そこで考えが変わらないだろうかというのがポイントです。では、ちょっとほかの方の例を聞いてみましょうか。さっき少しお訊きした、あなたの場合をお話しください。

【事例1】

状況　今日ここへ来る前に旅行社へ寄って切符を買った。どの経由で行くかなどの話をして、発券のときになって名前を聞かれたとき、どもってしまって、名前がなかなか出てこなかった。

気分　自分の名前を言えなかったことが嫌だったし、悔しかった。

考え　旅行社の人に不自然に思われている。自分自身、名前を言えなかったことが嫌だ。

根拠　最初スラスラ話していたのに、名前になったら言えなくなった。

反証　普段電話で話しているときも、名前が言えないことがある。

代わりとなる考え　旅行社の人は、それほど不自然に思っていないかもしれない。どもりだからしかたがない。

大野　最初は、「嫌だった」というのが「考え」の欄に書かれていたんですね。それで、根拠と反証が考えにくいということで、作業の途中で質問してくださったのですよね。嫌だと思われたのは確かにそうなのですが、もう少し深めると、何があったから嫌だったのか、嫌というところにつながるものが分かってくれば根拠や反証が考えやすくなります。

「旅行社の人に変だと思われたから嫌だ」

「名前が言えなかったから、自分はダメな人間だと思った」というように、です。
そのときのことを思い返してみると、旅行社の人はぶっきらぼうになったわけでもないし、「どうしたのですか。早く言ってください」と催促されたわけでもない。つまり、「変な人だと思われた」ということを裏づけるような行動も発言もなかったわけです。実際にじっと待ってくれたわけですから、そんなに変だと思わなかったかもしれないし、自分が考えすぎだったかもしれないということが、代わりの考えとして出てくるわけです。
整理してみると、「名前が出てこなかった」という事実と「旅行社の人がじっと待ってくれた」という事実がありますね。これが「根拠」と「反証」になります。そして、自分が最初に考えた「不自然に思われたかもしれない」や「自分はダメな人間だ」というのは、必ずしもあたっていない。そうでない可能性のほうが高いということが、状況を冷静に振り返ると考えられるし、それが「代わりとなる考え」になります。同じようなことが、こちらのほうの場合もありましたね。少し説明してください。

【事例2】

状況　久しぶりに参加した会合で、話したかった人と直接話せなかった。
気分　残念、後悔、失敗。
考え　なぜ、一歩が踏み出せなかったのか。

また、話す場面を避けてしまった。
成長していない自分はダメなのだ。
いつもの行動パターンになってしまった。

根拠　私の話したい人は、ほかの人と話していた。
話の輪の中に入っていかなかった。

反証　いつも話せないわけではない。
話題がなかったのかもしれない。
私に話そうとする強い思いがなかった。

代わりとなる考え　決して成長していないわけではない。話したいときは話せるだろう。だから次回に期待しよう。

心の変化　後悔が二〇％に下がった。

大野　はい、ありがとうございます。最終的にそうなったわけですが、その前は、「うまく話せなかった」「なぜ、一歩が踏み出せなかったのか」「話す場面を避けてしまった」と書かれていましたね。それで、なかなか反証が出てこなかったので、もう少し踏み込んで考えてみてくださいとアドバイスしたら、「自分は全然成長していない」という考えが出てきて、それで「自分はダメだ」と考えていらっしゃることが分かった。つまり、「話せない」ということと「成長していない」ということを、同じレベルで考えていたために「成長していない」ということが抜けていたのです。

でも、「話せなかった」という事実が必ずしも「成長していない」ということに結びつくわけではありません。そこで、「話せるときはどういう場合ですか?」とお訊きすると、「話題があるときや、話したいという強い思いがあるとき」だとおっしゃったので、「代わりとなる考え」として、「成長していないわけではない」「話題があるときに話しかけてみよう」というものが出てきて、少し気持ちが楽になったとおっしゃったんですよね。

ここで分かることは、考えを自分に対するものと、ほかの人に対するものに分けて探っていくと、根拠や反証が見つけやすくなります。

別の方ですが、子どもの吃音相談を仕事にしている方は、子どもさんの調子に波はあるが少しよくなったので、相談を終わりにされました。でも、その後の状況があまりよくないそうなので、申し訳ない気持ちや情けない気持ちでいっぱいになりました。そして、もう相談の仕事はできないと考えたそうです。でも、別の相談、ほかの子どもさんはよくなっているという事実があるし、「少しよくなったのだから、しばらく様子を見てみる」という選択肢もあるわけです。だから、「自分はもう相談の仕事はできない」と決めつけるのは行きすぎではないか、という話になりました。

お父さんとうまく話ができなくて、悲しい気持ちになったという方もいらっしゃいます。「私は自分勝手だから、うまく話せないのかな」と自分を責める気持ちになって悲しくなったそうです。「うまく話せない」という事実があるわけですが、少し冷静になって考えると、別の場面、つまり「お父さんがあまり忙しくなくて余裕があるときは話ができた」という事実もある。そうすると、このときはたまたまお父さんが忙しかっただけかもしれないので、「お父さんの余裕があるときにもう一度話してみよう」という代わりの考えも出てきますね。

もう一人の方は、職場での人間関係がうまくいかないことがあったそうです。ぶっきらぼうな人がいて、その人に対して、おっかなびっくりになっていると、ますますうまくいかないという状況のようです。一般的な人間関係でよくあることとして、相手が強気だとこちらは弱気になりがちです。そうなると、相手はますます強気になってくる。いじめっ子といじめられっ子の関係もそうです。でも、そのときに自分が何か反論したりすると、少し関係が変わることがあります。だから、困った場面を具体的にとりあげて、根拠や反証のところでは、自分が相手に対してどういう態度をとっているかを見ていくのもいいでしょう。

人間関係には二つの軸があります。一つは力の関係の軸で、自分が弱くなると相手が強くなって、自分が強くなると相手は弱くなります。そういうことが人間関係では起きやすいのです。吃音の方の場合も、自分がうまく話せないからと弱気になっていると、相手が強くなる場合があるので、自分から意見を伝えるようにすると関係が変わってくることもあります。

そしてもう一つは、気持ちの軸で自分が敵対的になると相手も敵対的になるんですよね。こちらがニコッとすると、相手もニコッとします。人間関係がうまくいかなくて、自分がムッとすると相手もムッとするので、そのときに我慢してニコッとできるかどうかです（笑）。難しいときは無理しなくてもいいですが、ニコッとするだけで人間関係が変わることはよくあります。

参加者16　先ほどの作業は、自動思考を変えていくためのものだったと思うのですが、自動思考のもととなるスキーマを変える作業はこの後にするのでしょうか？　それとも、先ほどの作業をすることでスキーマも変わってくるのでしょうか？

大野　先ほどの作業は考え方を変えるためのものですが、あの作業を通してスキーマが変わることもあるのです。ただ、スキーマ自体を変えていくための作業もあります。それをご紹介するスライドも用意してきましたが、ちょっと時間が足りないかもしれません。基本的には、そのときどきの考え方を調整していけば、自分に対する見方も少しずつ変わってくるので、そうした作業を積み重ねていくといいでしょう。

【事例３】

参加者16　先ほどの作業をやっていくと、自分自身を合理化してしまいそうな気がしたのです。いろいろな問題を直視せずに、見方を変えて合理化してしまうというか。そういう傾向はないですか？　セラピストの技量で、そういうことは防げるのでしょうか。今回やってみて、私は自分を見つめることもできましたが、やり方によっては、問題の原因を外に求めるというか、自己を見つめる機会がなくなってしまうような気がしたのです。自分にあるかもしれない原因を見なくなってしまうこともあるかな、と思いました。

大野　何を問題にして解決していくかだと思うのですが、決して自分の責任ではない、と言っているわけではないのです。自分だけの責任でもないし、自分にまったく責任がないと言っているわけでもなく、もう少しバランスよく両方を見ていこうということなのです。先ほどされた作業で、責任逃れになりそうなことは、具体的にどんなことがありましたか？

参加者16　私はある人に対して怒りをもっているのですが、なぜなら、その人は不条理な行動をとるからなのです。こちらがまともにぶつかっても跳ね返されてしまうような力があって、相手が全部悪い、こちらはどうすることもできないということになって、結局、代わりの考えは何も出てこなかったのです。でも、相手がそこまで不条理なのは自分にも原因があるかもしれませんし、どこかで合理化しているのかな？　と、チラッと思ったりしました。逆に、周りの人もほとんど不条理だと思っていますし、そう考えてもいいのかなとか……。

大野　その人が不条理なために、どんな問題が起こっていますか？

参加者16　職場でのいじめなのです。

大野　もう少し具体的には？

参加者16　スケープゴートが次々に変わっていくというか、一人をやっつけたら別の人をいじめ、その人もやっつけたら、また別の人にいくという感じです。中傷や誹謗のメールを送ってくるのです。注意したこともありますが、倍ぐらいの仕返しがあるので、みんなおびえてしまって、怖くて何も言えなくなっています。そのために仕事にも支障が出てきています。職場の責任者は何も解決しようとしないし、みんなはお互いに困っていることは分かっているのですが、何もできない状態です。私自身は、前にも似たような経験があるので、こういう相手にぶつかっても自分がつぶれるだけだから、逃げてもいいと思う一方で、やはり黙っていることに罪悪感もあります。

大野　なるほど。そういう場合は二つの選択肢があって、一つは、今の状況を変えること、もう一つは、受け入れるというか流してしまうことですね。受け入れる、流してもいいと思えるなら、それはそれでいいのですが、もし、流すことが自分でしっくりこないなら、コラム表で自分の考えを整理していくといいでしょう。また別に、状況を変えたいという気持ちがあるのなら、そのために現場で起こっていることを具体的に書いて、問題解決の手立てを考えていくことになりますね。今は流す方向でいいのでしょうか？

参加者16　そうですね。でも、実は揺れているんです。

大野　世の中にはスパッと割り切れないことが多いですよね。揺れているのは自然なことなので、どの程度つらいのか、その程度によって対処するかどうかを決めていってもいいでしょう。不安や悩みはゼロにはならないし、揺れたり悩んだりすることにも意味があるので、それをどう考えていくかということになります。

参加者16　はい、ありがとうございました。

参加者17　根拠のところに例では事実を書いていましたが、ある状況に対してすごく気分が悪くなったということも、もっと客観的なことを事実として書いたほうがいいですか?

大野　そうですね。「自分が嫌な気持ちになった」というのは、嫌な気持ちになったから、これは嫌なことなのだというように、自分の感情から現実を見ているということになるので、それは決めつけになってしまいます。だから、なるべく客観的事実をそこに書いてください。反証もそうです。

【事例4】

参加者18　認知療法は、不安をもっている方のためのものというか、不安を解消したり、やわらげたりすることに用いるのでしょうか。私は高校の非常勤講師をしているので、どうしても教育に応用できないかと考えてしまうからの質問なのですが。たとえば、子どもたちと接していると、必ずしも全員が不安をもっているわけではない。でも、この子に何かを言ってあげたいとか、この子は不安を自覚していないだけだ、と思うことがあります。そういったときに、この認知療法は使えないでしょうか。

大野　不安やうつだけではなく、何か問題行動を起こしているときにも使えます。たとえば、どんなときに使いたいと思われますか?

参加者18　ある一人の男子生徒がいて、その子は自信満々なのですが、自分の考えを言わなかったり、誰かのことばをそのままもってきたりします。自分自身を見つめていない感じがして、このままだったならば将来困るのではないかと思って、それで認知療法をうまく使えたらいいなと感じたのです。

大野　今はとくに困っていないのですね？

参加者18　困っていません。ただ、教員として、このままでいいのか、という気がしています。

大野　ほかの生徒との関係でも、問題は起きていないのですか？

参加者18　僕の視点から見ると問題だと感じますが、友人同士では今の人間関係を保とうとしていて、その子が自分の考えを言わなくても、周りの友人はとくに問題だと感じていないようです。ただ、見過ごせないというか、問題にしなくてはいけないのではないかと。なんだか教育者的発言になってしまいますけれど。基本的に認知療法は、不安をもっている方を対象にしているような感じがしましたが、教育の現場でも使えないかなと思ったので。

大野　一つは、そういう子どもを直接、手助けできるかどうかですね。自分のことばをもたないことを、なぜ問題だとお感じになるのですか？

参加者18　僕自身がそうだったのですが、人のことばを借りてばかりいると自分のことばに責任をもてなくなる、それはすごく残念なことだなと思うのです。僕は吃音と向き合うようになって、ようやくことばと自分がつながるようになってきました。今の多くの子どもたちの傾向として、自分のことばをもとうとしなくなっていると思うので、僕自身の経験をふまえて、自分のことばをもつことの大事さを伝えたいし、そのために認知療法が使えそうな気がしたのです。

大野　使えそうというのは、どういうふうに、ですか？

参加者18　それは、ちょっと分からないですね。

大野　今のお話を聞いて思ったことの一つは、その子に直接伝えるのは難しいだろうということ。もう一つは、あなたのように、もともともっていたものが何かのきっかけで機能することがあるということです。あなたは、自分のことばの使い方を、吃音をきっかけに向き合うようになったということですよね？　だから、その子も何かの体験をきっかけにして変われる力をもっていると思います。今、無理にこちらからかかわっていく必要があるのかどうか、それを考えてみてはどうでしょう。むしろ見守っていることのほうがいいかもしれません。人は誰でも変わる力をもっていますから、何かを変えたい、変えなくてはいけない、という自分の思い込みから少し自由になったほうがいいのではないでしょうか。でも、自分の中に「もっと早く気づきたかった」というお気持ちもあるのでしょうか。

参加者18　そうですね。でも、周りが見守ってくれたから、今こうなっているという気持ちもあります。ただ、僕も傷つきたくないので、あえてかかわることはないのでしょうが、一方で、その子をどうにか変えられないかなと責任も感じています。

大野　なるほど。なんとか変えたいという気持ちは分かりました。何ができるかを考えてみると、たとえば、ことばの大切さをテーマにグループディスカッションをするとか、ご自身の吃音の体験を生徒たちと共有して、それに関連したワークをすることもいいでしょう。あるいは、ことばに関連した本を読んで、みんなで考えていくとか、その子だけを対象にするのではなく、生徒全員で話し合うことで、ことばの大切さに気づいていくようにしてはどうでしょう。もし、その子と一対一で話をするなら、非難するのではなく、今あなたが気になっていることを率直に伝えていくというのもいいでしょう。

いくつかの選択肢を考えて、伝えていくことはあり得るでしょう。その子に直接何かを伝えるのは、タイミングを見計らう必要があるでしょうが、あなたの「ことばの大切さを伝えたい」という思いを大事にして、そこから何ができるかを考えてみてはどうでしょう。ことばや、人と人とのつながりを考えていくことは、とても意味のあることだと思います。いかがですか？

参加者18　はい、考えてみます。ありがとうございました。

【事例5】

参加者19　先ほどの作業で、状況では、「電話でひどくどもってしまった」というのがあって、それに対する気分としては、「情けないなと思った」。考えの中にも、「自分の立場上、どもってでしか電話できない人間は情けない」という考え方があって、どちらにも「情けない」という表現が入ってしまいました。先ほどの先生の説明では、気分は一言で表されるものだとおっしゃっていましたが、「情けない」というのが入ってもかまわないでしょうか。

大野　「情けない」というのは、やっぱり気分や感情に近いことばだと思います。だから、その「情けない」は感情だと思うので、その裏にどんな考えがあるのか、もう少し掘り下げてみてください。「情けない」というのは、自分にとって何を意味しているのか、そのあたりはいかがですか。

参加者19　ほかの人と同じことができない、ということですね。

大野　それはやっぱり、「ほかの人と同じようにできないといけない」という考えの裏返しですよね。その場合に、「情けない」というのをほかのことばに置き換えることはできますか?

参加者19　「ダメな人間だ」ですかねえ。または、「ほかの人と同じようにできなければいけない」っていう。

参加者20　説明のなかに、「立場上」ということばが出てきましたが、「施設長として、ほかの人以上に仕事ができないといけない。こなせてあたりまえ」という考えがあるのでは。

参加者19　あたりまえというか、こなせたほうがいい、という感じですね。

大野　「施設長として」とおっしゃったことがポイントになると思うのですが、あなたのなかに、「施設長だから、もっとどもらずにスムーズにできて当然だ」という考えがあるのでしょうか。

参加者19　そうですね。

大野　少し別の角度からの質問になるのですが、施設長になられたのは、何を期待されたからでしょうか。それなりの理由があると思いますが、なぜでしょうか。

参加者19　福祉施設の仕事の経験がいちばん長かったことと、地域の資源、ネットワークを多くもっていたことですね。

大野　なるほど。福祉の仕事をされるには、経験がすごく大事だし、ネットワークも必要ですね。そして、私の想像では、ご自身が吃音で苦労されていることが福祉の仕事をするうえでとても役に立つと考えられたからではないでしょうか。確かに、スムーズに話せないことが、自分はダメな人間だ、情けないと考える裏づけにはなります。一方で、反証としては、自分が施設長に任命されたという事実がありますね。今あげたようないろいろな理由がありますし、それはダメな人間ではないという事実です。うまく話せないことはつらいし、情けないと思うことになりますが、一方で、ご自身が期待されている部分や、能力を発揮できる部分が別にあるので、それを機能させていけば、今の情けなさは変わってくる可能性があります。その次のステップとしては、自分の能力をうまく発揮するには、これからどうしていけばいいのだろうと考えます。電話で連絡をとる代わりに、手紙を書く、直接会うなど、別の手段で行うことが可能です。電話の場合には、ほかの人に出てもらって、自分は別の対応をしてみる。そう考えると、どうでしょう。

参加者19　かなりの部分、今もすでにそうしているのですが、ひどくどもって話すと、ときどき、やはり情けないという気持ちになるのです。

大野　なるほど。素晴らしいですね。そのようにいろいろと工夫されているのは。でも人間はいつも同じような状態でいられないし、アップダウンがあるのは当然です。だから、すごく落ち込んだときに、今のように自分の置かれている立場を思い返して、自分をもちあげていくことが大事です。それに役立つ考えをどう引き出すか、そのために手がかりをもっておくことですね。

【事例6】

参加者21　書いていて難しかったことですが、事実を見ようとしていても、いつの間にか自分の想像を書いてしまっていました。

大野　何度か練習して書いていくと、分かるようになります。また、自分だけではなく、ほかの人に見てもらうのもいいでしょう。そうすると、「これは事実ではないのではないか」というアドバイスがもらえたりします。それから、あまり神経質にならないで、いくつか思いつくまま書いてみて、後から判断していくというやり方でいいです。最初から完璧に書こうと思わないでください。

参加者21　もう一つの質問として、事実には主観的事実と客観的事実があると思うのですが、どちらを選べばいいのか、分からなくなってしまったのですが。

大野　たとえば、具体的にどういうところですか?

参加者21　考え方として、「もう少しうまく話したい」というのがあって、自分は「話しづらい」という考えをもっていたし、相手は聞き取りにくいという客観的事実があると思うのですが、それは、根拠としてどちらを選べばいいのかな、と思ったのです。

大野　なるほど。それは、両方を選べばいいのです。

参加者21　それは、考えには入らないのですか？　主観的事実イコール考えだというふうにとらえることもできると思うのですが。

大野　そうですね。そのときの感情はどういうものでしたか？

参加者21　恥ずかしいとか、カッコ悪いというものです。

大野　そのときに、何が恥ずかしいか、どういうふうにカッコ悪いか、もう少し文章になるといいですね。

参加者21　話している目の前の人がクスッと笑ったりしたら、そこで恥ずかしいという気持ちになりますね。

大野　それはそうだと思うのですが、そこで恥ずかしいというのは、何が恥ずかしいですか？

参加者21　周りが笑っていることが恥ずかしい。価値基準が自分ではなく周りにあって、自分のなかに「こうだ」と思える考えがないことが原因だと思うのです。それは、やっていて気づいたのですが。

大野　そうですね。そこに気づかれたことでも、この作業をやった意味があると思います。もう一つ、価値基準ということで言えば、相手がどういう人なのかにもよりますが、相手に何を期待するかにもかかわってきます。つまり、「自分の気持ちを分かってほしい」「自分の伝えたいことを理解してほしい」とか、いろいろな関係性があると思いますが、そこに期待していたものがう

表4　コラム表（記入例）

状況	会社で私を残して事務職のみんなが上司と食事会に行った。
気分	1）悲しい（90%）2）悔しい（80%）
考え	1）自分は嫌われている。仲間はずれにされている。（80%） 2）自分は仕事が遅いだめな人間。（70%）
根拠	1）食事会に行けず、残業していた。 2）仕事が進まない。
反証	1）他の総合職の同僚も何人か残業していた。 2）確かに仕事は締め切りもあり忙しかった。次から次へと新しい仕事をやっている。
代わりとなる考え	1）仕事は締め切りもあり忙しかったので、私に気を遣ったのではないか。（50%） 2）新しい仕事を任されている、信頼されている。（65%）
心の変化	1）悲しい（50%）2）悔しい（30%）

まくいかなかった場合、恥ずかしいという感情がわいてくることは自然ですが、一方で腹立たしいという感情が起こっても、不思議ではありません。たとえば、「なぜ、そんなに話し方に反応するのだ。自分の伝えたいことを、なぜ分かってくれないのだ」という感情が起きることもあるでしょう。今おっしゃったことはすごく大事で、相手の価値基準に合わせようとしていることは、自分の価値を低く置いているとも言えますから、自分が相手に何を期待し、その関係に何を期待しているのかをもう一度自分にひき寄せて考えてみることも、意味のあることです。

ひとつのコラム表を紹介して認知療法の話を終わりにします（表4）。

2　社交不安障害

社交不安障害とは

大野　社交不安障害ということばを、お聞きになったことはありますか？

英語では、Social Anxiety Disorder といいます。以前、製薬会社が社交不安障害のお薬の臨床試験を実施するために参加者を募集したところ、あっという間に人が集まったそうです。一般には、薬の臨床試験に参加してくれる人は少なくて、どこも困っているのですが、それだけ困っている人が多いということですね。

社交不安障害は、人と人とが出会う場面で、自分が何かをすることにすごく緊張してしまうというものです。

会議などで意見を言ったり報告したりする。

人前で電話をかける。
グループ活動に参加する。
他人の見ているところで食べたり飲んだりする。
権威ある人や知らない人と話をする。
人前で仕事をしたり、字を書く。
観衆の前で話をする。
ほかの人たちがいる部屋に入る。
人と目を合わせる。
お客さまを迎える。
自分を紹介される。

このような場面で不安や恐れを感じ、それが苦痛であったり、長期に日常生活を妨げていたりすれば、性格の問題ではなく、社交不安障害かもしれません。吃音の人も、このようななかからいくつかは、あてはまるものがあるのではないでしょうか。日本で一生のうち一度は社交不安障害のために治療が必要になる人は、全人口の二％前後だと言われていますから、四〇～五〇人に一人は、人のいる場面ですごく緊張してしまい、日常生活に支障が出ているということが分かります。これを認知療法でとらえると、問題になっているのは、自分に目が向いてしまっていることです。そして、自分の気持ちや考え、感じていることをもとにほかの人を判断し、いろいろ不必要な行動をとってしまうことになります。

先ほど、私がスーツの上下を間違えたという話をしましたが、このときは「どうしよう」という気持ちが強く、自分にばかり目が向いているわけですね。自分が変だと思っているから、ほかの人も変だと思っているに違いないと、自分の気持ちをもとに決めつけている。そこで、ますます変な行動をとってしまいましたね。実際はよく見ないと色の違いがわからないのに、自分が気にしすぎて変な行動をとるから周りも気づいてしまうわけです。

吃音も、一般的にはそうだと言われます。さっき、どなたかがおっしゃっていましたが、「相手は聞き取りにくいだろう」と思って、ついつい焦ってしまう。そして、自分が焦る分、だんだんとその場の雰囲気が自然でなくなってしまう。ほかの人が吃音に対してどう思っているかを調べてみれば、自分が気にしているほど、周りはそんなに気にしていないことがほとんどです。

安全確保行動

自分が不安なために、その不安を和らげようと私たちは、かえって不自然な行動をとってしまうことがあります。それが安全確保行動というものです。クラーク（David M. Clark）という人が、こんな図を作っています（図3）。

人と人が出会う場面で、「大変だ。変だと思われる」と思うと、冷や汗をかいたり顔が赤くなってドキドキしたり、早口でしゃべるなどの行動をとってしまいますね。それは、自分が相手に変だと思われると決めつけてしまった結果、引き起こされたものです。

このときの考えは、

「自分の行動はほかの人には受け入れられないだろう」

「立場上、自然に話すのは当然だ。こんなにどもってしまうのは許されないことだ」

というように、決めつけています。それからさらに、

「人から拒絶されて今の立場を失って、自分がやりたいと思っていたこともできなくなってしまうだろう」

と、どんどん追い込んでいってしまいます。ところが、先ほどの「電話でひどくどもってしまった」状況が出されたとき、施設長としてのお仕事の良い例を出していただいたように、実際には別のところで評価されて

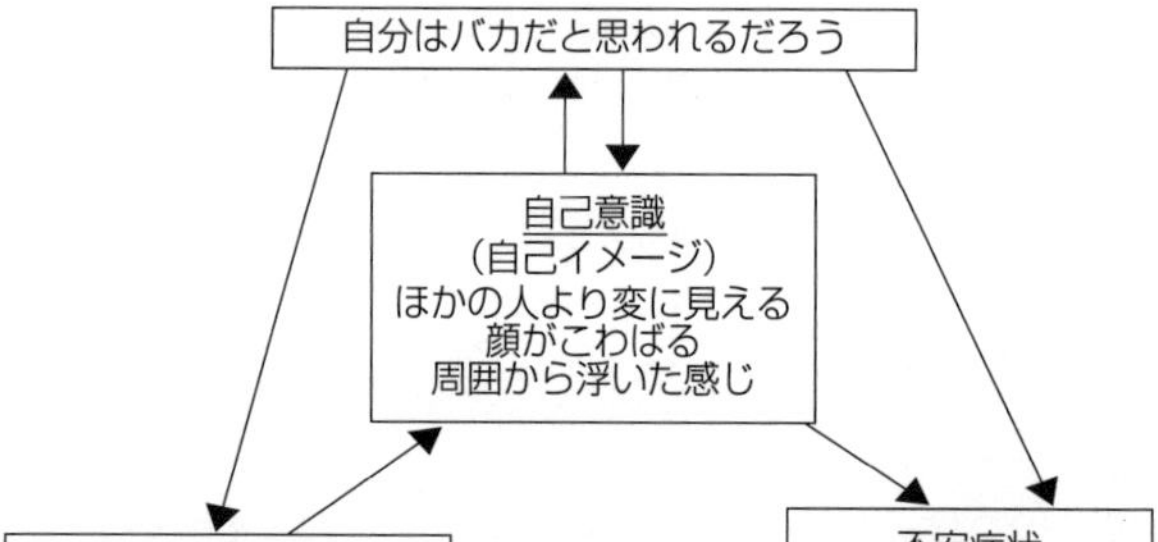
安全確保行動
早口でしゃべる
口ごもる
何を言ったか振り返る
不安症状
落ち着かない
汗ばむ
体がこわばる
頭が真っ白になる

図3　安全確保行動

いる部分がたくさんあるわけです。そのために、周りから自分は受け入れられているのに、仕事のなかのひとつの電話でどもってしまったことだけをとりあげて全部を否定してしまうということが起こりやすくなります。そうすると、次のように考えてしまいます。

「自分の言っていることは、ばかげている」
「自分はつまらない人間だ」
「物笑いのたねになるだろう」
「人から変に思われるだろう」
「不安になっていることが、人にばれてしまう」
「自分は赤面して取り乱してしまう」

このようないろいろな考えが浮かんできて、その場から逃げ出したり、話すことを避けたりしてしまいます。話すことから離れると自分は安全だと思い込むのですね。人前で話すことさえしなければ、顔が赤くなったりドキドキしたりすることがないわけですから。それらは、自分を守るためにしているわけですが、実際は、自分が心配していることが、本当に起きるかどうかを調べる機会を失ってしまうことになります。

ほかの人が実際に何を思っているか、やってみないと分からない。それなのに、電話を途中で切ってしまったり、人前に行かなくなったりして、周りは「いったい、どうしたのだろう」と心配して、かえって人の目を引くことになってしまいます。

あるいは、ますます緊張して顔が赤くなったり、冷や汗が出たりすると、自分の表情が硬くなり、相手に「無愛想な人だな」と思われる。先ほど、こちらがムッとしたら相手もムッとするという話をしましたが、無愛想になってしまうために、ますます人間関係が悪化してしまうのですね。自分を守るためにやっている行動が、かえって自分が不自然に見えるような振る舞いになってしまう、それが社交不安障害の一番の問題です。

社交不安障害の認知療法のステップ

社交不安障害に対してお薬を使うと効果のある場合もあるのですが、その一方で、不安を感じる状況からなるべく逃げないで、その問題にどう向き合うかが治療的には大事になります。逃げてしまうと本当に心配していることが起きるかどうかを確かめる機会がなくなります。「こういうことがまた起きるだろう」と予想をしてしまいます。それに、失敗を繰り返すことになりますから、過去の失敗ばかりを選んで思い出すようになってしまいます。「あのとき人とうまくつきあえなかった」というように、失敗したことしか思い出せなくなるのです。

大事なことは、うまくいかなかったことにとらわれると、またうまくいかなくなるということです。過去と今とは違うはずです。人とあまり接していなくて、初めて人前に出たときは緊張してうまくいかないかもしれません。でも、何度か経験していくうちに、うまくいくこともあります。「過去はこうだったけれど、今はこうだ」と比較しながら、今を見ていくことが大切です。これを、「記憶の書き直し」と言います。過去には確かに嫌なことがあったかも知れませんが、同じことが同じように繰り返されるかと言えば、必ずしもそうではありません。相手によって、場面によって、テーマによっても違ってきます。

先ほど、どなたかが「話したいことがあるときに、人に話しかけてみよう」とおっしゃっていました。このように、たまたま自分に話したいことがなかったから、うまくいかなかったのかもしれません。だから、話題のあるときに話しかけて、うまくいく体験をすれば、自分のつらかった過去の記憶を塗り変えていくことができますね。ただ、一人ひとり、体験したことや注意する部分は違うので、どこを変えていけばいいのか、見きわめることは必要です。どこに注意を向けて、どういう行動をとっているか、自分の行動をきちんと振り返ることが重要です。

イギリスでは、自分の日常の行動をビデオに撮ったりテープに撮ったりしています。ビデオの場合は周りの人も一緒に撮って、実際にどういう反応をしているかを確認することが大事です。自分が気にしているほど、周りは嫌な表情をしていないということが見えるのですね。自分が想像していた相手と実際はどう違うかが、よく分かります。あるいは、自分が気になっていることを強調してみる。たとえば、ひどくどもってみて、相手がどういう反応をするか、確認してみる。行動実験ですね。そうすると、意外と相手が反応していないということが、分かったりします。もしくは、相手が反応するのはどういうときかが明らかになります。

それと同時に、自分がどういう人間なのか、過去の記憶と比較するのもいいでしょう。とにかく、自分が心配していたことが実際に起きるかどうか、自分が嫌なことばかり思い出していないかどうか、事実を見ながら自分は何が評価されて、何を期待されているのかなどをもう一度見直して、自分をきちんと評価し直すと、不安が軽減されていきます。そのためのワークシートもありますので、それを使うのもいいでしょう。

ちなみに、リラックスするためには腹式呼吸や簡易リラクゼーションがいいと言われています。腹式呼吸はお腹に手をあてて、ゆっくり数を数えながら息をするのですが、難しいときは溜め息をつくといいそうです。リラクゼーションは身体をリラックスさせるのですが、練習しないと意外に難しいです。だから、まず緊張して力んで、それから力を抜くといいです。顔をしかめて、その後にゆるめたり、人前で話をする前に手をぎゅっと握って、その後にゆるめるのも同じような効果があって、役に立ちます。そうやって実際に行動してみると、想像していた以上にできるということが分かるでしょう。

(1) エクスポージャー（exposure）

日本語では暴露と訳されますが、とにかく不安を感じる場面を避けないということです。不安に直面しても大丈夫だということを確認するのです。その場面に入って、どうなるかを見る。決して無理をする必要はなく、できそうなものから少しずつやっていくことが基本です。

不安というのは、何か不安になるような出来事が起こったとき、だいたい五～十分、十五分あたりがピークになると言われていて、その後に少しずつ下がって不安は収まっていくものです。ところが不安になりやすい人は、不安がピークのときに逃げ出してしまうので、急激に安心できる半面、「逃げた」という事実が残ります。

不安は危険を過大評価し、自分の力を過小評価することです。逃げたということは、「やっぱり危険だった」という考えが強くなります。また、「自分は逃げるしかなかった」と自分の力を過小評価し、周りも助けてくれなかったという思いが強くなって、結局、不安が消えることなく、ずっと続くことになります。こうした行動を回避行動、安全確保行動と言いますが、大事なのは、逃げないで一時間もがんばればだんだん収まってくるし、心配したようなことが起きないんだということを経験していくことです。

無理をすることはないのです。最初から大勢の人の前で話す必要はなく、少人数から始めればいい。段階があるわけです。

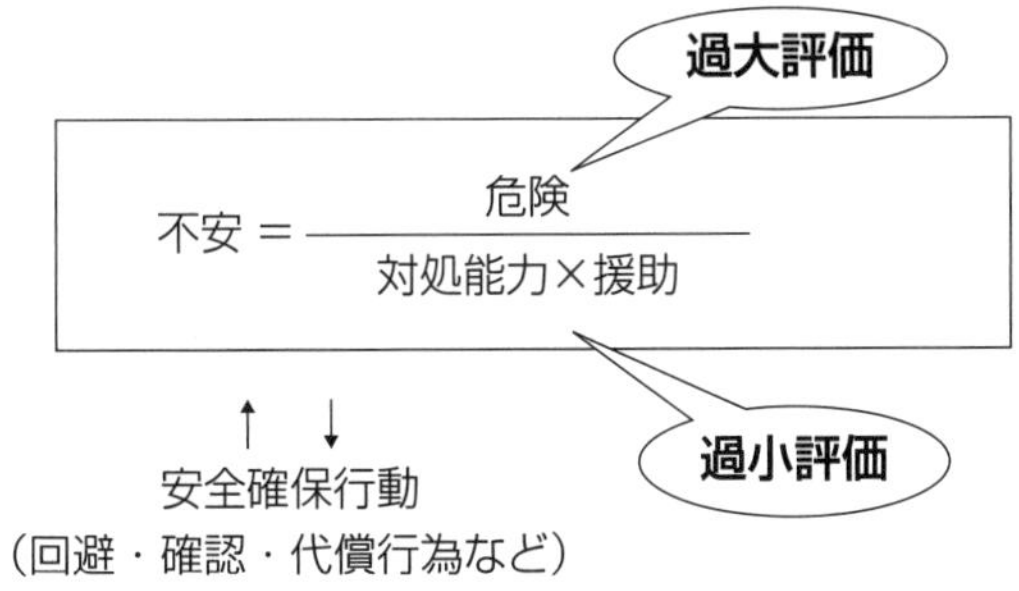

図４　不安障害の認知モデル

ただ、基本的には逃げないこと。心配な場面をリストアップして、やりやすいものからやっていく。場合によってはフラディング（flooding 洪水）といって、不安のいちばん強いものからやっていくという方法もありますが、これはつらいからやめたほうがいいでしょう（笑）。

仲間と一緒に練習してもいいし、話し方教室もいいかもしれませんね。でも、やはり話し方教室と現実とは違うでしょうから、いずれは現実にやってみることが大事です。自分が考えていたことと現実を対比させながらやって、想像と現実のずれに気づけば、そんなに何回もやらなくても不安は軽減されていくことが、研究から明らかになっています。

また、あまり時間が短すぎると不安は軽減されないので、一時間程度はそこでがんばったほうがいいですね。逆にいうと、一時間程度がんばれるような場面を選ぶことが大事です。少しずつやっていって、自分の力にしていく。あれもこれもではなく、一つひとつでいいですし、義務ではなく自分がやりたいことをやっていくことが重要です。ほかの人の意見も聞きながら、それをやることで自分がどういう結果を期待しているのかを考えておくのもいいでしょう。

(2) 不安階層表の活用

恐怖に感じる場面を十から十五くらい場面をリストアップして主観的な恐怖度を数値化します。

〈不安階層表をつける①〉

他人と一緒にいると緊張する、視線が気になると訴える三十歳男性の不安階層表

・病院待合室の人の少ないところで座る
・病院待合室の人の多いところで座る
・銀行の待合室で座って待つ
・理髪店で調髪してもらう
・パチンコ店
・コンビニで店員にものを尋ねる
・ファーストフード店で食事をする
・ファミリーレストランで前列の席にこちらを向いて座っている人がいるところで食事をする
・法事に列席する

（原井宏明「社会恐怖の認知行動療法」坂野雄二・不安・抑うつ臨床研究会編『人はなぜ人を恐れるか』日本評論社、91頁）

〈不安階層表をつける②〉

人前で何かをしようとすると手が震える、他人から変わった人だと思われているのではないかと思うと怖くなる人の不安階層表

・日曜日、近所で近隣の人と出会う

・駅で電車を待っているときに人の視線を感じる
・ＡＴＭに並んで待っている
・空いている電車に座っているとき、向かいに座っている人と視線が合う
・レストランでフォークとナイフを用いて食事をする
・出張先のホテルでのチェックイン時に記帳する
・会社の朝礼で部下に指示を与える
・部下の見ている前で決裁の書類に署名をする
・部下の結婚披露宴で挨拶をする
・取引先で相手と向かい合ってコーヒーを飲む
・上司のいる企画会議で資料を示しながら発表をする

（金井嘉宏、坂野雄二「社会恐怖に対する認知行動療法」『精神科治療学』一八（三）、二〇〇三）

これらの項目の簡単なものから順にやっていくといいですね。決して難しいものから始めないことです。成功しないと、なかなか次に続けられません。問題を解決することも大事です。問題を解決するにはいくつかポイントがあって、何を解決したいのかを具体的に考えることです。「よりよく生きたい」「楽になりたい」というのでは抽象的すぎます。
「この問題について上司と話し合う」「このことを〇〇さんに伝える」というように考え、その

解決策も具体的に、しかも多く考えることです。数の原理といって、問題解決をする場合にはなるべく多くの解決策を考えると役に立ちます。そのときに、良い手段かどうかの判断決定は後回しにします。いいか悪いかは後回しにして実行し、うまくいけばいいし、うまくいかなければ元に戻って考え直す。

以前、試験恐怖症の女性がいました。試験前になると不安でどうしようもなくなってしまいます。とても真面目な学生さんで成績も良かったのですが、試験が怖い。怖いから一生懸命準備をする。だから成績もいいのですね。実際にどうしているか、話を聞いてみると、教科書をきちんと読んでいる。ところが、教科書が厚いので、読み終わる頃には最初の部分を忘れているような気がする。それで不安になって何度も何度も読み返すのですが、時間がなくなって、「もうダメだ」と思ってしまう。そこで、試験を受けるためにどう対応すればいいか、一緒に考えましょうと提案して、一緒に解決方法をいろいろあげていきました。

まず、一つは教科書を読むこと。もう一つは、その内容をまとめた簡便な対策集を読むこともあるかもしれない。あるいは、過去の問題を想定して自分なりに勉強することも一つ。あとは、出題のヤマをはるのもいい、というように二人で解決策をいろいろ考えました。そして最後に私が、「試験当日、後ろの席から前の人の答案を見ることも一つだ」と言うと、「先生、そんなことを言うのですか」と、真面目な学生さんだったから怒るわけです（笑）。でも、判断は後回しです。とにかくできる可能性のあることを考えるのが大事なのです。

その学生さんは無事、卒業することができました。これが問題解決なのです。冗談のようですが、私たちは先に結論を出してあきらめてしまうことがよくあります。うつや、物事がうまくいかないときほど、あきらめることが多いのです。最初にお話ししましたが、ベックが最初に原稿を見せてダメだと言われたとき、「やっぱりダメか」とあきらめませんでしたね。あきらめたら、そこから先はないからです。Aがダメだったら B に頼んでみようとか、自費出版をしてもいいでしょう。あきらめずに、いくつかの解決方法を考えることが大事です。そうしないと、問題はいつまでたっても解決できません。

(3)問題の明確化

問題の明確化のために大事なことは、問題状況を具体的に把握し、そこから逃げないことです。そして、その問題はどんな意味をもっていてどの程度大事なのか、考えてみます。「どうせ何も変わらない」と考えないことです。問題が起きるのはやむを得ないことですし、対処可能なものです。ですから、「なぜ自分がこんな問題に巻き込まれたのだ」とくよくよ考えないようにしてください。一方的に自分を責めたり人のせいにしたりするのはよくありません。自分にも問題があるし、ほかの人にも問題があるのです。大事なのは現実的な解決策を考えていくことです。

問題を目の前にしたときには、まず落ち着いてください。場合によってはリラクゼーションを行ってもいいでしょう。そして、「もうダメだ」「いつもこうだ」と否定的に決めつけないで、なるべく多くの情報を集めてください。そこから解決策が見えてきます。

そのときに、自分にこう語りかけてみるのも有効です。専門的には「自己教示法」といいます。

「気軽にやってみよう」

「ゆっくりと、一回に一つずつやってみよう」

「これが成長の機会になるんだ」

「うまくできれば自信が出るだろう」

「もし、できなかったとしても、取り組む課題が見えて、次につながっていくだろう」

ゆっくりと一つひとつやっていくことは、実際にはなかなか難しいものです。自分も周りもついついせっかちになって、「ここまでできたのだから、次のこれもできるだろう」と考えてしまいがちです。そして、ちょっとうまくいかないと「やっぱりダメだ」と思ってしまうことがよくあります。「どうして自分だけ、こんな目に遭うのだろう」と思ったときは代わりになる考えを探してみる、先ほどの認知療法的考えが役に立ちます。

問題が解決されない場合のことを考えてみるのもいいでしょう。うまくいかないときは、ますます仕事がたまってしまい、仲間の信頼を失う。うまくいけば、上司と気楽に話せるようになるし、仕事もスピードアップする、などです。なるべく早め早めにトラブルに対処していくことが大事です。

それから、解決策を考える場合に大事なことの一つは、先ほど言った数の原理です。判断は後回しです。人の答案を見るのはよくないことだと思われるでしょうが、だけど、それでうまくいくこともあるかもしれません（笑）。そして、全体的にどういう方向でやろうとしているのかという大きな方向づけと、具体的な方法を仕分けしながら、解決策を決めていくことです。実行可能性を見ていくわけですね。

(4)アクセプト（ACCEPTS）

問題をすぐに解決できないとき、うまくいかないときにどうすればいいか。

アクセプト（ACCEPTS）、受け入れるという意味でゴロ合わせをしています。

A　Activities　行動する

本を読んだり運動したり、趣味に没頭する、掃除をするのもいいでしょう。あるいは英語を勉強したり、コンサートに行ったり、友だちと会うなどです。

C　Contributing　与える、貢献する

人のために何かをするのは、とてもいい気分転換になりますね。私は人前で話をするのは苦手だと言いましたが、気が滅入っているときに今日のように多くの人前で講演すると、何かの役に立ったという感じがして元気になりますね。ボランティアもいいです。

C　Comparisons　比較

もっと苦しんでいる人のことを思い出す。あるいは、自分が苦しかったときのことを思い出してみる。

E　Emotions　ほかの感情に置き換える

自分の気持ちが動くような音楽を聴いたり小説を読んだりすることです。最近は「泣ける」というのがキーワードらしく、泣ける小説や映画が流行っていますね。

P　Pushing Away　ちょっと脇に置いておく、問題を紙に書き出しておく

問題を解決してもいいですし、解決できたらチェックして次に進んでもいいし、そのまま置いておくのもいいでしょう。時間が経つと問題が消えてしまうこともありますから。

T　Thoughts　考えを切り替える

怒っているときに十まで数を数えたり、深呼吸をしたりします。目の前にある物の名前を頭の中で読みあげるのもいいでしょう。

S　Sensations　感覚

熱いお風呂に入ったり、冷たいシャワーを浴びたりします。自分を傷つけるほどではない程度の強い刺激を身体に与えると気分転換になることがあります。気持ちが和らぐように五感に訴える方法もあります。いい景色を見たり、音楽を聴いたり、親しい人に電話をかけるのもいいです。香水を嗅いだり、ハーブティを飲むのもいいですね。マッサージや動物に触れてもいいでしょう。ただ、あまり過度になるとそこから抜け出せなくなるので、ほどほどにしておくことです。

(5)インプルーブ（IMPROVE）

そのときの気分を変えるということで、「インプルーブ（IMPROVE）」、改善という意味の単語でゴロ合わせをしています。

I　Imagery

別の場所にいる自分、海辺や山の中、すべてがうまくいっている場面、こころの中に安全な部屋を作ってその中に入る、など気持ちが楽になる場面を想像する。

M　Meaning

「これはたいしたことはない」「ここで生き残っても良いことはない」「ここから逃げ出さないといけない」など、自分なりの意味を見つける。

P　Prayer

祈る。

R　Relaxation

力を入れて手を握って力を抜く。腹筋に力を入れて抜く。ゆっくり数を数えながら呼吸をする。どのような方法でもいいのでリラックスする。

O　One thing in the moment

今に集中する。

V　Vacation

外に出かける。家の中でも雰囲気を変える。

E Encouragement

チアリーダーになって自分で自分を励ます。「自分にできる」「切り抜けることができる」。このとき，「多分」とは言わない。いろいろなやり方があります。

(6) PROS AND CONS

"PROS AND CONS" とは，プラスとマイナス，長所と短所を比較するということです。たとえば，アルコール依存の方は，お酒を飲むと気分が安らぎますが，自己嫌悪に陥ってしまう。飲まないと，自分に自信ができるし子どもも喜ぶのですが，イライラして苦痛になってくる。そこで，どちらを選ぶかを自分で決めるのですが，子どもの力は大きいですね。私も昔，タバコを吸っていたのですが，子どもが嫌がるので，アメリカ滞在中にやめました。こういうふうに，プラスとマイナスの両方をいろいろ考えて決めることです。

(7) ホームワーク

認知療法は面接だけでは不十分ですので，ホームワークとして家でやってもらいます。それだけ現実場面で練習ができるわけですが，大事なのは成功するかどうかではなく，やってみてどうだったかということです。たとえうまくいかなくても，それがなぜかを考えられますから。それをやってうまくいくのであれば、ホームワークの必要はなかったとも言えます。できなかったこと、うまくいかなかったことを考えるところに意味があります。

ただ、難しいことよりは簡単なことをやることと、一人でやる前に治療者と前もって練習して、そのときの問題を想定して対応策を考えておくことです。ホームワークをした後は必ず振り返って、どうだったかを考えます。その結果をもとに、次につないでいくことが大事です。

「コーピング・カード」と言って、対処法をカードに書くこともあります。たとえば、「仕事が終わらない」という自動思考があった場合、「落ち着いて」「一歩一歩やれば必ずできるはず」「今日中にしなくてはいけないことと、先に延ばせるものを分けよう」とカードに書いておいて、焦ってきたときにカードを取り出して読んでみるのですね。また、「残業中に焦ってきた」という問題が起こったら、対策として「とりあえず一服する」「友人に電話する」「これまでに終えた仕事を見直す」ということをカードに書いておくと役に立ちます。

3　スキーマに挑戦（認知療法のゴール）――より自分らしい生き方へ

スキーマに気づく

一つひとつの自動思考や行動を現実適応的にするだけでは、対症療法的で不十分な場合があります。みなさんは、自動思考を記録していくうちに、いくつかの共通するテーマがあることに気づくでしょう。これが「スキーマ」と呼ばれるものです。この、自動思考や基本的信念よりも深いレベルにある「スキーマ」を扱うことで、ストレスに対処するヒントをみつけやすくしたり、心の柔軟性をより高めたりすることができます。

スキーマとは、症状を生み出す認知的構造で、気づかない間に行動に影響を大きく与える、その人の心構え的な考え方のクセといえるものです。たとえば、「自分はダメな人間だ」と思い込んでいる人は、「なんでも一生懸命しないとうまくいかない」と考えて、完全主義的な行動をとるようになります。そして、少しでも失敗すると、「やっぱり自分はダメな人間だ」と考えて、落ち込んでしまいます。みなさんの自由な行動を妨げているのは、こうしたスキーマです。ですから、自分のスキーマを見つけ出すことが必要です。

スキーマのいろいろ

・自分はダメな人間だ。
・人はなんでも完全にできなければならない。
・なんでも自分でやらなければならない。
・すべての人から愛されなくてはならない。
・人は自分を利用するだけだ。
・人には弱みを見せてはならない。

スキーマには「もし……だったら、……だ」といった仮定法の形のものもあります。
・少しでも失敗すれば、仕事は台なしになってしまう。
・人に自分の心の奥底を見られたら、その人は私のことが嫌いになる。
・すべての人から愛されなければ、私は決して幸せになれない。
・自分の気持ちを完全にコントロールできなければ、大変なことになってしまう。

・少しでも気を抜くと大変なことになる。

（大野裕『こころが晴れるノート』創元社）

スキーマに気づくと、そしてそれが少しでも変わると、新しい問題が出てきたときにうまく対処できるようになります。変わるといっても、自分の性格を否定するのではなく、良い面を生かすようにできるようになることです。性格が障害にならないように、そして自分の力をうまく出せるようにすることです。自分に対する見方や考え方が変われば、うつや不安に上手に対処できます。一緒に食事に行こうと友人を誘って、もし断られた場合、「私なんかと食事したくないのかな」と考えてしまう。そういうふうに自分で判断してしまって、相手の事情を考えていません。でも、そのように感じやすい自分の感じ方や考え方のクセを自覚していれば、相手が実際にどうかと冷静に考えることができます。

スキーマを見つけ出すには、次の4段階をふみます。

①自分特有の個人的テーマをはっきりさせる。

②自分が自分自身に対して行っている評価を振り返る。

③心に強く残っている過去の記憶や、非常に気持ちが動揺し

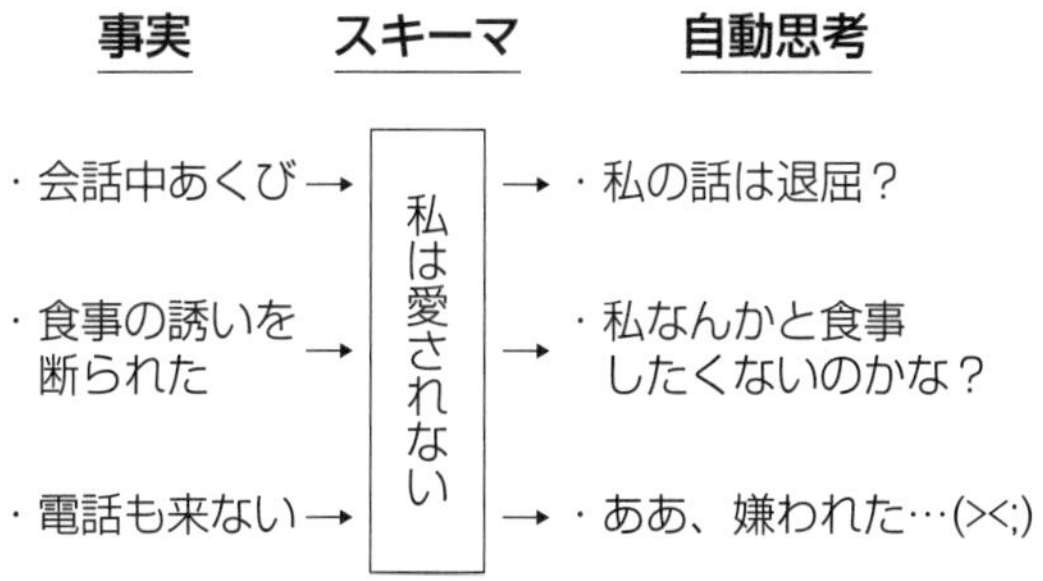

図5　スキーマが自動思考を作る

た場面を思い出し、共通点を探す。

④自動思考の記録を振り返って共通する考え方を見つけ出す。

スキーマを変える

スキーマをどう変えればいいのか。いろいろなやり方があります。

①現在への挑戦

今の自分の考え方はどうか、自動思考を見直すことで、スキーマの修正につながっていきます。「ああ、また、こういうふうに考えた。どうも自分は、こう考えるクセがあるようだ」と気づくだけでスキーマが変わっていくことがあります。

②未来への挑戦

スキーマどおりに行動しなければどうなるか？　これまでと違う新たな行動を通して、スキーマを修正します。「完璧にやらなければいけない」と思っているときに、あえてちょっと手を抜いてみたら、周りはどういう反応をするだろうか。そういうふうに行動してみることです。

③過去からの挑戦

過去の行動の中から、スキーマに反する態度や行動を見直すのです。過去と今とを比較することで、スキーマを変えていくこともできます。たとえば「すべての人に好かれなければいけない」と思っていたとして、それがどの程度現実的なのかを考えるわけですが、みんなを大事にすることは不可能ですよね。だから、自分にとって大切な人は大事にして、そうでない人は、ほどほどにつきあう。つきあいの優先順位をつけることが、意外とできていなかったりします。どの程度、現実的なのかを見ていくわけです。

あるいは、自分は全部がダメということはないので、何ができて、何ができていないのか、紙に書き出して整理するのもいいでしょう。自分で自分に対する評価を確認するわけです。では、ここで、スキーマに関するビデオを見てみましょうか。今回は症状がよくなったので、明るい服を着ていますよ（笑）。

【ビデオ】〈大野裕『認知療法・認知行動療法治療者用マニュアルガイド』（星和書店）より〉

患者　今週はちょっと動揺しました。

治療者　どんなことがあったのですか？

患者　資格試験のことを考えていたのです。

治療者　考えて動揺したのですか？

患者　いえ、そうではなく、今回は調子が悪くて十分な準備ができていなかったので、やめようかとも考えたのですが、とりあえず受けるだけ受けてみようと思って。まあ、記念受験みたいなものですね。

治療者　それなのに、動揺したっていうのは？

患者　実は、そう考えて部屋でちょっと問題集を解いてみたのです。すると、意外にできたので、かえって焦りが出てきました。

治療者　できたのに焦りが出てきたというのは不思議ですね。そのときに、いったいどのようなことを考えていらしたのですか？

患者　これなら、もう少しがんばればできるかもしれないと考えて……。でも、集中できないと考えたら焦りが出てきたんです。

治療者　記念受験なのに？

患者　そうなのです。私はどうも、そういうところがあるようですね。家の片づけをしていても、身が入ると時間を忘れてやりすぎてしまう。

治療者　仕事でも？

患者　そうですね。子どもの頃からそうなのですけれど、いったん始めると、やり終えないと気がすまなくなるのです。それに、できていないことが目につくので、やっている途中でやることがどんどん増えてしまうのです。

治療者　そのときに思い切ってみると、どうなるのですか？

患者　少し、気持ちが悪いのですが、まあ、我慢できますかね。

治療者　だとしたら、思い切ってそうしてみられるのが、いいかもしれませんね。これからは気がかりなことをどのようにうまく捨てるかが大切になってきますから、その練習だと思って、やってみてください。

患者　はい。

大野　なんとかハッピーエンドで終わりました（笑）。患者役の彼は実際にもそうで、真面目すぎるところがありますが、うまく修正するきっかけをつかんだようですね。

ほかに、人間関係を通じてスキーマを修正することもあります。

〈第一段階　スキーマに非現実的な面がないか考える〉

「誰からも好かれなくてはならない」なんて無理なことです。キリストや良寛さんでさえ迫害されたということも、よくお話しするのですが、今も現実にすべての人から好かれることは無理ですね。

〈第二段階　評価基準を書き出してみる〉

私たちは、「自分はダメな人間だ」「なにもかも失敗」などと、自分なりの基準で判断して評価しています。「でも、できたことがあるのではないか？」と考えると、一方的に「ダメな人間ではない」ことが分かるでしょう。「自分は重要な人ではない」の非適応的なスキーマに対して、適応的なスキーマ「自分は重要な人である」を裏づける事実を、どんな小さなことでも、「?(疑問)つき」でも探してみましょう。

「家族が、自分にコーヒーを持ってきてくれた」

「友人が自分に愚痴を言ってきてくれた」

「同僚が、調子はどう? と声をかけてくれた」

「たかがそんなこと……」と思っても、「でも、赤の他人にはそうした心遣いをしていない」

〈第三段階　スキーマのプラス面とマイナス面を書き出してみる〉

性格を変えてしまいたいと思っている方は多いと思いますが、性格はそう簡単に変えられるものではありません。ですから、性格を変えようとするのではなく、性格のプラスの面をどの程度出せるかを考えてください。自分がよくないと考えている部分だけではなく、いい部分にも目を向けるようにすると、自分の性格や考え方のプラスの面が生きてくることになります。よくないと思える性格でも、使い方によってはプラスにもなります。

母親の場合もそうで、完璧な母親というのはあり得ません。イギリスの精神科医が「Good enough mother」といっています。very good ではなく、ほどほどに、ほどよい母親という意味なのですが、それと同じで、自分のいろんな部分がほどよく機能していればいい。性格がガラッと変わることはあり得ませんし、それでは自己否定になってしまいます。

「誰からも愛されない」というスキーマがあった場合、これも非現実的ですね。あるいは、自分は誤解されやすいと思っている場合、かえって緊張して、たとえば吃音が出てしまったとしても、それでうまくいくこともあるのですから、プラスとかマイナスとか決めつけないことが大事です。スキーマのプラス面とマイナス面を書き出してみると、バランスのとれた相対的な考え方ができるようになります。

〈第四段階　行動を通してスキーマに挑戦する〉

これまでもっていたスキーマどおりに行動しないと、どのようなことが起こる可能性があるか、心配していることを書き出します。次に実際に自分の心の命令に逆らって行動してどのようになるか実験します。また、自分がよくする行動の中から、スキーマに反する行動を書き出します。それがかならずしも予想するほど悪い結果にならないことを、行動を通して確認します。このようにすることで、自分の行動や気持ちを制限していた思い込みが分かって、行動に幅が出てきます。

〈第五段階　ほかの人の様子を観察してみる〉

人生には、いろいろ困ることがあります。うつ病の人によくお話しするのは、「面接で『考え』が気分や行動に影響することを学んだことは、いろんな場面で役に立ちますよ」ということです。

自分の「考え」に目を向ける、耳を傾けることが大事で、そこから自分の極端な考えを修正していき、必要なときは問題に対処していきます。そしてそのときに、自分一人でがんばりすぎないことが大事です。周りの人や専門家のところへ相談に行ってもいい。いろいろな解決策が考えられるので、とにかく決めつけない、あきらめない、辛抱強くやっていくことが大事ですよ、というお話をして面接を終わりにします。

質問

〈困ったことにどう対応するか〉

参加者22　プラスとマイナスの逆のとらえ方をする人の場合、たとえば実際は嫌われているのに、「自分は愛されている」と思って、どんどんいったらどうなりますか？　交際相手から電話がないからといって、自分が嫌われているのではなく、相手が忙しいだけだと思い込むのも、真実を見ていないことになりますよね？

大野　そうです。先ほどは、「嫌われているに違いない」と思い込んでしまう方の例をお示ししました。逆に、「自分は嫌われていない」と思うのも、行きすぎですね。大事なのは、相手がどう思っているかを確かめることです。しばらく様子を見て、こちらから電話をかけて「会おうか」と言ってみて、そのときにも「忙しい」と言われたら……。

参加者22　あきらめるのですか？（笑）。

大野　いや、もう少し様子を見ますかね。ただ、あまりしつこくしても嫌われますからね。

参加者22　そうそう（笑）。どうせ別れるのだったら、嫌われてもいいですよね。

大野　それは、おっしゃるとおりです。対人関係の問題になったときに大事なことは、その人と関係を続けられるかどうかを判断することです。たとえ別れても関係を続けられると思ったとき、もし今の関係が悪ければ、それをどう改善できるのかを考える。あるいは、関係を続けるのは無理だと判断したとき、どううまく別れるか。お互いにどう傷つかないで別れるかを考える。ただ、別れるときには多少なりとも傷つきますから、ひどく傷つかないように別れるためにはどうするかを考えるのです。だから、別れるほうがいいのか、別れないほうがいいのか、どっちがいいのかという判断があって、そこからさらに、それぞれの場合の対処の仕方が分かれます。

参加者23　人見知りしなくて失敗することがあるのですが、人見知りする方法はありますか？

大野　その人の性格によりますからね。人見知りしない人は、それはそれでいいのだと思いますよ。ただ、そのときに困ったことが出てくれば、そこで解決すればいい。なかなか難しいですね。人見知りしない人に人見知りしなさいというのは変ですからね（笑）。大事なのはそこではなくて、困ったことが出てきたときに、どう対応するかです。

〈心理教育について〉

参加者24 心理教育についてうかがいたいのですが、大野先生の本を読むと、認知療法に入る前に取り入れると書いてありました。たとえば、うつの人の心理教育はどういうねらいでするのでしょうか。それから、ここで吃音の問題があるとすれば、それを吃音の場合にあてはめてみるときにどういうことをやっていくのか、また、どういうことを大切にすればいいのか、教えてください。

大野 心理教育というのは、精神的な問題がどういう背景から出てくるか、どういう問題なのかを理解する、そのための情報提供です。問題解決のときに、情報が多いほうが問題解決につながりやすいからなのですね。一般的に病気を抱えている人は、自分がもっているかぎられた情報で病気を判断しています。そのために、あきらめてしまったり、性急に事を進めようとしたりしがちです。だからまず、それがどういうものかを理解してもらうことが大事で、そのための情報提供だと考えてください。そうすると、それも一つの認知の修正になります。

たとえば、「うつ病は自分が弱いから、そうなったのだ」と考えている人に、そうではなく、いろいろな状況でそういうことは起きてくると説明します。「自分一人が弱い気持ちになっているから、うつ病になったのだ」と考えている人に対しては、「そうではなく、多くの人がうつ病になっている、十五人に一人は一生のうちにうつ病になって、治療が必要になっている。それは脳の働きが一時的に不調になっているためにマイナス思考になっているけれど、それに対して何

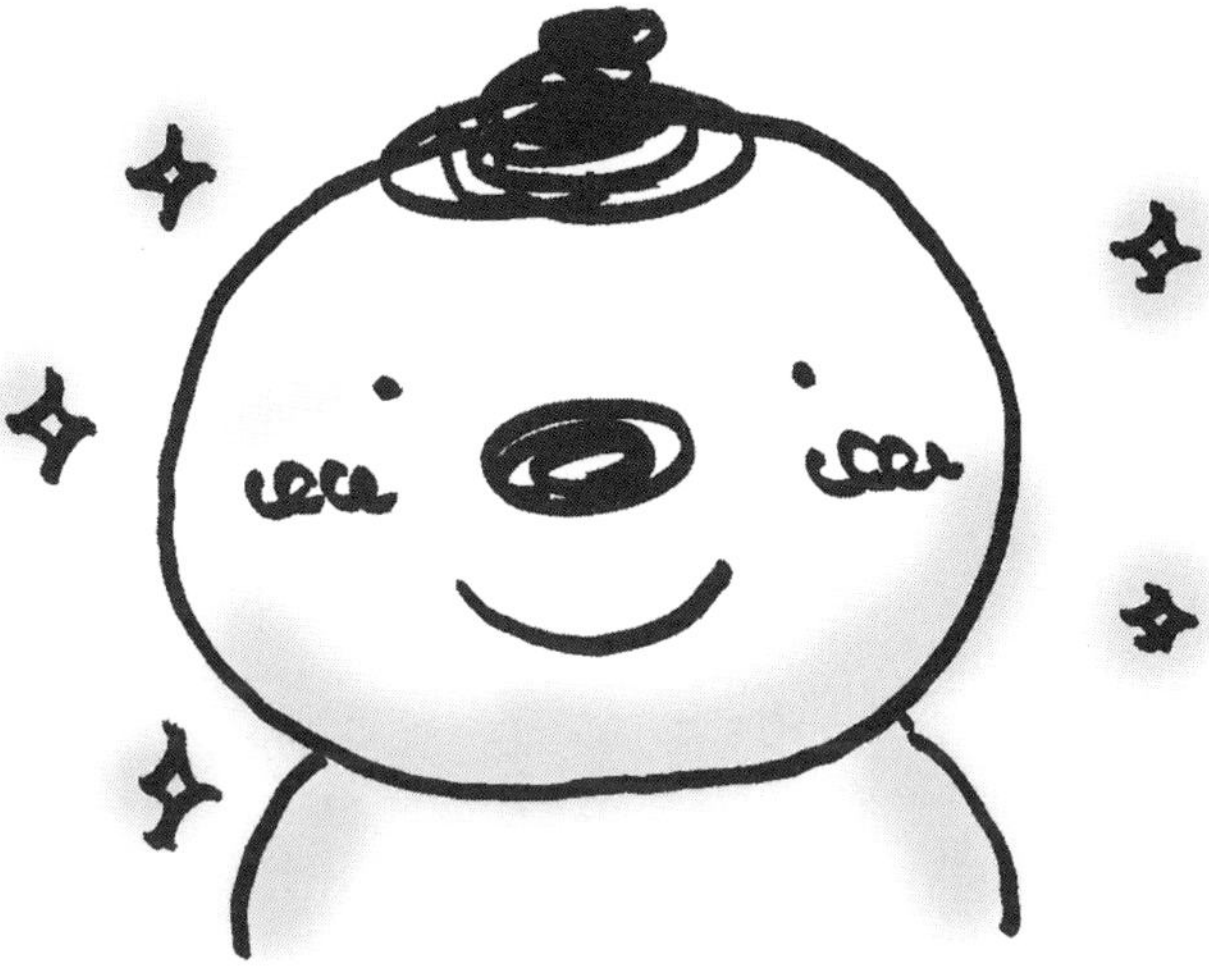

の手立てもないわけではなく、薬があったり、認知療法を使ったりして治療できるのですよ」と説明します。それだけでも気持ちが楽になってきます。そういう情報提供ですね。

吃音の場合も同じで、自分が人前でうまく話せない、そうすると「ほかの人は嫌だろう」など、いろんな思い込みがある。それに対して、どうしようもできないと思っている方もおられるでしょう。そういう方々に対して、吃音とはこういうもので、自分の考えていることと周りの人の反応は必ずしも一致していないことを説明したり、あるいは、吃音にはこういう対処がありますよとか、こういう工夫をしている人もいる、という情報を提供したりすると、少し気持ちに余裕が出てきます。余裕が出てくると、その問題を解決しようという気持ちにつながってきますので、そのための情報提供を幅広く現実的、かつ具体的にできるようにします。

〈ブレインストーミング〉

参加者25　先ほど、解決法の中でブレインストーミングがありましたが、それは自分の頭の中だけでするのか、それとも誰かと一緒にやったほうがいいのでしょうか。

大野　それは、どういう形でもいいのです。自分一人でやっていただいてもいいですし、家族や親しい人、治療者と一緒にやっていただいてもいいです。とにかく思いつくまま書き出して、それを整理しながら考えて、解決策を考えていく。ブレインストーミングというのは、嵐のように、とにかく思いつくままに考え、書き出すという作業の意味です。そのとき、いい悪いの判断は後回しで、いろいろな形でやれると思います。

参加者25　いろいろな考えが出ると思いますが、その後の取捨選択はどういうふうにするのでしょうか。自分一人でやっていたら、結局、自分の殻を破れないように思うのですが。

大野　確かにそうなので、最初のうちは、誰かと一緒にするといいでしょう。ただ、ブレインストーミングをやっているうちに、少し客観的な考えや、今までの自分とは違う発想も出てきますから、新しい解決策が見つかることもあります。だから、一人でもある程度はできるでしょう。ただ、最初のうちは、自分の今までの考えにとらわれないように、おっしゃるように、ほかの方と一緒にするのがいいかもしれません。

〈アクセプト〉

参加者26　お話の途中にあったアクセプトですが、感動する小説を読んだり映画を観たりすることと、紙とペンを取り出して問題を列挙することを同列のように話されましたが、実際には少し違うように思うのです。実際に問題を書き出すと、そこで気持ちが整理されて問題解決につながるとは思いますが、小説を読んで感動しても、そのときに問題を忘れているだけで、その後すぐ元に戻ってしまうのではないでしょうか。

大野　あれは、いろいろなやり方があるのだということで、並べてみたわけです。おっしゃるとおり、それぞれの重さが違うというか、同じものではありません。たとえば、映画を観て感動すると、気持ちが新たになって、もう一度問題について考えたとき別の視点から見ることができます。問題ばかりをじっと見つめていると、それにとらわれて発想が限定されてしまうのですね。だから、一時的に問題から離れることに意味があると思います。

参加者26　いろいろ並んでいましたが、結局、そのときにできること、考えつくことをやってみることですね。

大野　そうですね。

司会　大野先生、長時間にわたりていねいにお話ししていただき、たくさんの質問にとても誠実にお答えくださり、本当にありがとうございました。

III

対談：認知行動療法を吃音に生かす

大野裕・伊藤伸二

授業中の絵本の読み聞かせでどもってことばが出なくなり，教師失格だと悩む高校の国語教師の事例が，大野先生の認知療法の公開面接で整理されました。その後の大野先生と伊藤の対談は常に共感の笑い声にあふれ，リラックスした雰囲気の中で，私たちのこれまでの吃音の取り組みが，認知療法的なアプローチであったことが明らかになりました。今後の吃音への対処に認知行動療法が大いに役立つことが確認できた対談でした。

伊藤　最終日なので、昨日から学んできたことを、吃音で困っている僕たちに、どう活かすことができるか、ちょっとでも見えてきたらいいなあと思います。

そこで、みなさんから前日に聞いておいた疑問と、僕自身が考えていることも含めて率直にお訊きしたり、また聞いていただいたりしながらすすめていきたいと思います。

昨日、お互いに面接をして思考記録表を作って練習してきました。対談の前に、もう一度吃音の悩みについて共通の理解をして押さえ、それを認知行動療法ではどうとらえるか、公開の面接をしていただけたらいいなあと、昨夜急に思いついて、大野先生にお願いしました。

昨日、三人の方が面接を希望しましたが、厳正な審査の結果（笑）、当選したのが原田大介さんです。実際にどういうふうに認知行動療法で面接をするか、どういうふうに聞いていけば自動思考に気づいてその後の根拠と反証にいけるのかを学びます。実際にこんな大勢の前でデモンストレーションの面接をするのは難しいことで、臨床の場面の面接ではない展開になるだろうと思いますが、お二人に登場してもらって、面接をしていただきます。その後で、大野先生と伊藤が対談します。では、よろしくお願いします。

1　公開面接

大野　緊張しますね。
原田　緊張しています。よろしくお願いします。
大野　よろしくお願いします。さきほど伊藤さんと打ち合わせをして、二、三十分、時間をいただきました。まず困っていらっしゃることを簡単にお話しいただけますか。
原田　僕は自分の吃音からずっと逃げ続けてきていまして、二〇〇五年に日本吃音臨床研究会に出会いました。それを境に、吃音に真剣に向き合おうと考えるようになって、研究会の吃音親子サマーキャンプなど、いろいろな行事に参加してきました。そのなかで、吃音は障害のひとつで、完全には治るものではないとか、吃音とはつきあっていくことが大事なのだという発想に変わりつつあります。
　しかしその一方で、生活上の苦労は小さくありません。僕は、高校の非常勤講師をしていますが、どもってことばが出なくて授業そのものが止まってしまう瞬間があります。一回や二回なら、僕も冗談でごまかしたり、黒板に書いたりしてどうにか解消するのですが、最近その症状が重くなり、五十分の授業で五回、六回と声が出ない状態が続きます。そのようなときには、自分でもしんどくなって、本当に泣きたくなるような瞬間もあるのです。

それでも、授業を担当してお金をもらっている側の人間ですから、平気な顔を作って続けているのですが、授業後の疲労度が大きく、心身ともにしんどい状態が、最近ずっと続いています。

大野　昨日みなさんで一緒にした、思考記録表を書く練習の前に二、三、お訊きします。高校で何を教えていらっしゃるのですか。

原田　男子高校の一年生の国語の現代文です。

大野　一年前は吃音から逃げてきたけれど、変えようということですが、それは何かきっかけみたいなのは、おありだったのですか。

原田　僕自身がずっと何かから逃げているなあとずっと感じていて、二〇〇四年の後半あたりから、多分、というより絶対に、自分が逃げているのは吃音だろうなと感じ始めました。僕の友人に相談したときに、伊藤伸二さんの著書を紹介されて、伊藤さんの本や論文を読んで、この日本吃音臨床研究会を知ったというのがきっかけです。

大野　今のお仕事にはいつから就いておられるのですか、教師の仕事は。

原田　高校に関しては、この四月からで、並行して女子短期大学の非常勤は、二〇〇四年からやっています。そこでも同じようなことで困ることはあります。

大野　最近になって、それが強くなってきた、気になるようになってきたのは、何か理由とかきっかけとか気づいていらっしゃることはおありですか。

原田　分からないのですが、僕としてはどもることや吃音を受容できないことも含めて、受け入れてやっていけるという考えがどこかに生まれつつあったのですが、一方では吃音の自分を強烈に否定したくなる。そういう矛盾した自分ともつきあっていこうともしているのですが、ときに本当にしんどくなって、疲れてしまうことがあります。

大野　では、昨日練習したようなことを少し考えてみましょう。最近、とくにそれを強く感じた、ことばが出てこなくて非常に困った具体的な場面はありますか。

原田　高校の授業の中で、使いたい絵本の読み聞かせをしようとしていたときのことです。とてもユニークな作品で、ところどころ笑える場面も入っています。相手は男子高校生ですから、「読んでくれる人？」と聞いたときに、みんなも遠慮がちでしたから、「じゃ僕が読もう」となって、スムーズに読めなかったのです。この場面はきっと笑うだろう、ここはリズムよくいきたいな、というところなのに、どもって止まってしまうので、子どもたちも、笑うタイミングもつかめず、僕がずっと、「あああ……」となる。みんなも絵本を読んでくれているのですけれど、僕だけが止まってしまっているときに、今僕がやっていることは何なのだろうと考えたりもします。その場ではちょっと顔では笑うのですけれど、終わったときに今後もそれが続くのかなと思ったらちょっとしんどくなります。

大野　なるほど。「誰かやりませんか」と言ったけれども、やりたいという人がいなかったので、先生が読み聞かせたという場面だったのですね。それはどんな絵本ですか。

原田　『おばけのてんぷら』（ポプラ社）という、せなけいこさんの一九七六年の作品です。主人公のうさぎがてんぷらを作っているときに、そのにおいをかぎつけたおばけがやってきて、てんぷらをつまみ食いするのですが、うっかり粉の中に入ってしまう。うさぎはふだんメガネをかけているのが、タマネギを切っていて目が痛くなって、メガネを外していたので、おばけが入っていることが分からない。おばけをてんぷらにしようとして、必死なおばけは逃げ出すのです。でも、うさぎはそんなことがあったことも知らずにおばけの形をした天ぷらが最後にできる。あれ、このてんぷらは何だろうというような内容の話です。

大野　なるほどね。なんか笑えるところがあるのですね。どもるときっていうのは、笑えるところの少し手前くらいですかね。

原田　笑う場面のもっと前の段階の、うさっこが最初てんぷらを作るまでの過程で停止してしまう。「おみおつけ」ということばがあって、おみそ汁のことですが、そこは止まりたくないのに、止まってしまう。すごく気を遣ってくれる子どもたちなので、「……おおおみおつけ」と聞いて笑ってくれるのですが、僕が考えている笑う場面はそこではない。自分が笑える場面として授業で成立したい方向ではなくて、僕としては納得できない。そこはどもらずにスムーズにいきたいという自分がどうしてもいます。

大野　では、また書く練習をしましょう。今回は原田さん、書いてください。状況は簡単に「読み聞かせで、ことばが出なくなった」ですね。

（原田さん、黒板に書き始め、書きながら話がすすんでいく。）

大野　このとき、どんな気持ちになられましたか。こんな自分であってほしくない、みたいなのがあるっておっしゃいましたが。

原田　この瞬間は、一瞬カーッとなったり、落ち込んだりするのですが、授業そのものは成立させないといけないと、ことばを出そうと必死になっています。授業が終わってしばらくしてからのほうが、「あぁ」という感じで、しんどいですね。

大野　そうすると、後で落ちこんでいる場面にしましょうか。そのとき、どんな気持ちなのでしょうか。

原田　悲しみと怒り、でしょうか。自分自身に対する。

大野　では、ちょっとそれを書いて点数をもしもつけるとすれば、まったく感じないがゼロで、今まで感じた一番強い感情が一〇〇とすると、大体どのくらいの感情でしょうか。

原田　少なくともこの瞬間に関しては、悲しみ一〇〇、怒り一〇〇です。

大野　ずいぶん、つらかったのですね。こういう気持ちが出てきたときには、どんなことを頭の中で考えていらっしゃいましたか。

原田　まず第一に、絵本の読み聞かせで、僕がこうしたいと考えていたとおりのことが、どもったためにできなかったことで、「子どもたちに申し訳ない」。それと同時に、いやいやそう言ってしまうと自分の吃音を否定することになる。それは、ここに集まっているような「吃音とともに生きる」吃音の方々と出会ってきた自分としては、あんまり考えたくない。吃音は否定したくない。でも、吃音や吃音をもっている自分を強烈に否定したい。反対の意見がもうぐちゃぐちゃになって出てくる。悲しさと怒りが自分の中で立ちあがるので、それがなくなるのを時間をかけてゆっくりと待っているという状態です。

大野　子どもたちに対して申し訳ないという思いが、最初に出てくるわけですね。その後に、ご自分に対しては吃音のためにうまくできなかったというのが次に出てくる、ということですか。

原田　はい、同時に二つ出てきて、さらに、自分を否定することは自分以外のほかの吃音の方々も否定することになるだろうとも、ぽんと思い浮かんだときに、いや、それは違うだろうという自分も立ちあがってきます。

大野　いろんな考えが浮かんできて、それでまた混乱されるような感じがするのですね。頭の中で考えている混乱がまた混乱を呼ぶみたいですので、まとまらなくていいので、書き出してみるといいと思います。「子どもたちに申し訳ない」という考えがひとつあるのと、もうひとつは、「そんなところで失敗した自分はダメな人間だ」となるのでしょうか。その感じたことを文章にして書いていただけますか。

状況　子どもたちに絵本の読み聞かせをしているとき、どもりたくない場面でどもり、笑える場面で笑えないなど、授業が計画どおりに進まなかった。

気持ち　①悲しみ　一〇〇　②怒り　一〇〇

自動思考　①どもって授業がスムーズに進行できず、子どもたちに申し訳ない。

②授業がうまく進まないのはどもるからだ。

③しかし、吃音を否定することは、ほかの吃音の人を否定することにつながる。

④できれば、吃音を否定したくない、自分も否定したくない。

⑤どもる自分はいやだ。こんな自分が教師をしていていいのか。

⑥どもってきちんと教えられない自分は教師として失格だ。

⑦教師という職業を選んだのは間違いだった。でもそう思いたくない。

大野　書いていただいたら、ずいぶんうまく整理ができた感じで、話の流れ、考えの流れが見えてきましたね。やはり、話だけでなく、書かれるとずいぶん分かりやすくなるような感じですね。自分を否定する気持ちが生まれたというところですが、どういうふうに否定するような考えが流れたのでしょうか。

原田　どもってことばが出なくて時間が停止するのが、一回の授業で一回二回ならまだなんとかできるのですが、五回六回と続くと、やはりそんな自分はどうなのだろうと感じます。

大野　どうなのだろうというのは、最後の教師としてダメだとか、きちんと教えられていないとか、そういうふうな考えですか。もっときちんと読めればよかったのにとか。

原田　そうですね。一回二回ならともかく、五回六回と「……」となると、声が出ない自分でもいいやという気にはなかなかなれない。そんな感じですね。

大野　そこで、自分はダメだみたいな、自分を否定するような感じになってしまうのですね。そうすると、自分はダメだし、教師としてもダメだという考えが出てきて、悲しくなったりする。不甲斐ない自分に怒りが出てくる。そういうふうな状況でしょうかね。このなかで一番強く心が動くところはどこでしょう。申し訳ないか、それとも今の話ですと、私の感じたのは、吃音を否定する気持ち、自分はダメだというところで、とてもつらくなったという感じがするのですけれども、どうですか。

原田　同時には起こるのですが、一番強く動くのは、「教師としてダメだ」あたりですね。

大野　だけど、吃音を否定したくない。吃音の人も否定したくない気持ちがあるから、揺り戻しみたいな感じで、気持ちがうまく収拾できなくなってしまった。そうすると、「自分はダメだ、教師としてもダメだ」は、その時点では何パーセントくらいの確信ですか。

原田　時間をおくと、だんだん減っていく実感はあるのですが、瞬間的にはまず一〇〇だと思うのです。そこからじっと待って遠くを眺めたりして、好きな映画を見て、気分を変えるとか、好きなマンガを読んだりして、一〇〇からだんだん下げる感じです。

大野　気分を変えられることがあるのはいいことですよね。うまくしゃべれなかったという状況で、自分はダメだということですから、根拠としては、どもってきちんとしゃべれなかった、があるわけですね。それに対して生徒さんたちの反応はどうだったのですか。

原田　子どもたちには最初の四月の時点で、「僕はよくどもるので、もしよく聞こえなかったり、分からなかったら遠慮なく聞いてほしい」とは言ってありますので、すごく聞いてくれています。「……おおお…みおつけ」となるのを、先生が冗談か何かでやっているとは感じていないし、どもっているんだということは、子どもたちは分かっていると思うのです。理解してくれているのに、自分を否定したくなり、もう何が何だかになってしまう。

大野　その場合の自分を否定するというのは、もう少し説明するとどんな感じですか。

原田　自分で自分を認めてあげることができない。僕の経験上、吃音は多分今後治らないだろうとは実感としてももっていて、治ればいいという発想はあまりないのにもかかわらず、吃音とどもる自分を受けとめることができない感じです。

大野　治らないと分かっている反面では、極端に言えば、吃音がなければいいとか、吃音がある自分はダメだとかという感じになってしまうということですか。

原田　そうですね。そういう感情が生まれると同時に、また「治る、治したい」のほうに向くので、「いやいや、そうではないだろう」と、自分に言い聞かせているような感じです。

大野　なかなかそこはつらいところですよね。そのような思いが揺れる、吃音をおもちなのに教師、それも現代文を選ばれたというのは何か理由がおありなのですか。

原田　国語といったら大体教科書、説明的文章、文学的文章をみんなで読んで、漢字の勉強や文法の勉強をすることが多いのです。だけど、僕としてはちょっと発想を変えたくて、一つひとつのことばについて考える授業にしたい。たとえば、僕にとっては「吃音」がそれにあたるのですが、吃音が変わってくるとそれと向き合わなければいけない。だれしもそういうことばをもっていると思います。なので、自分が大事にしていることばとは何だろうかとか、もしくは自分が見ようとしないことばとは何だろうか、そういうことを題材にした授業ができたらいいなあと思い、そういう研究もやっています。

大野　ほう、そうすると、吃音という背景をおもちなので、かえってことばに対してとても関心がおありで、ことばを大切にという気持ちを授業として伝えたい。その流れのなかで、絵本の読み聞かせも出てきたということなのでしょうか。

原田　はい、そうです。私が本当にしたい内容は、結構しんどい内容でもあったりするので、相手は男子高校生ですから、いつも真剣な内容だとしんどいので、ちょっと気分をリラックスできる、面白おかしい内容も並行していく感じでやっています。

大野　その絵本を選ばれた理由がおありなのですか。

原田　「自分が小さい頃にすごく大事にしていた品物を持ってきて、交流する」という授業の導入として、まずは僕が、大事にしていたものが絵本だったので、それを持ってきて、こういうのが大事だったのだよと紹介し、次にみんなも持ってきてね、という流れだったのです。

大野　ことばの大切さやことばの意味を一緒に考えていこうということなのですね。そうすると、この授業は私がお話をうかがっていて、ちょっと私の頭のなかでも混乱が起きているかもしれないのですが、もともとは吃音というところから出てきた、ことばを大切にという発想なわけですね。その意味で考えると、スムーズに読まれるというのは、教師としては大事なこととしてあるとは思うのですけれど、そこでどもってしまうこと自体は、今出発点として自分が大切にしていた絵本を持ってきて、みんなに語りかけるとか、ことばの意味を大切にしようということを伝えることとは直接関係はしていないようにも思うのです。そのあたりはいかがですか。

つまり、そこでことばがつまるという事態は、原田さんが先生として生徒さんたちに伝えようとされることと直接的には関係していないようにも思うのですが、そのあたりはどう思われるのでしょう。

原田　はい、直接的には関係していない面もあると思います。しかし、大きな行為を達成するうえでの一つの行為ではあったのかなあと思います。

大野　その、大きな目標を達成するための行為は、どういうことになりますか。

原田　結果的には、次の授業でみんな自分の大切な品物を持ってきてくれたのですが、目標としては差し障りがないからオーケーという気持ちになれない自分がいる。五回六回とどもって中断する自分に落ち込んでしまう自分がいる。

大野　どういう理由でオーケーになれないのか、説明できますか。ことばがどもってしまったという事実はあるにしても、それがどう影響したという、授業の進め方とか、子どもたちにどういうふうに影響をしたと考えられますか。とくにマイナス面ですが。

原田　マイナス面ですか。

大野　ええ。なぜこのようなご質問をしているかというと、吃音の自分を否定するところで、非常に気持ちが動かれたわけですね。だけど、今のお話をうかがっていると、そこでことばがつまったということで、原田さんがしようとされていたことにあまりマイナスなことが出てきていないように感じたのです。何をそんなにマイナスだと感じられたのかなと思ったのです。

原田　多分、僕自身も目標は達成できている、それはそれでいいのではないかという自分の声も一方では聞こえているのです。実際そう思い自分に言い聞かせてやっている面もあります。でも、一方ではどもってつまるのが五回六回と蓄積してきたときに、すごく大きいものになり、ちょっとしんどくなります。

大野　マイナスというか、こんなふうではなかったのにということとして、私がお話を聞いているなかで感じたのは、いろんな授業の流れのなかで、まじめなものだけでなくて、リラックスするものも取り入れて、いろいろ工夫されているのですが、ここの部分はリラックスする場面なのですよね、多分。

原田　そう、そうですね。

大野　ところが、ご自分が意図したのとは別に、ご自分は少なくともリラックスしないで緊張してしまったというところが、原田さんにとっては結構大きかったのかなと思うのですよね。

原田　それは感じます。ここは、少しアットホームな感じでいきたいところなのに、逆に、吃音を突きつけてしまったことで、また真剣な話の内容になってしまった。僕としては、一旦ここは肩の力を抜いてほしいところなのに、僕のほうから肩の力を入れてしまっている面があるので、自分を否定したくなる気持ちがまたカーッと出てきたのだと思います。

大野　なんか、そこが大きいみたいですね。そして、そのときに、生徒さんたちはどんな反応をしたのですか。どんどん深刻になっていくという感じだったのか、まあこういう状況だと普通に淡々と受けていたのか、逆にリラックスしたのか、そのあたりの生徒さんたちの反応っていうのは、どうでしたか。

原田　教室には四十人ほどいますので、ぱっぱっと顔を見たときに、真剣にじっと見ている子もいれば、目をそむける子もいる。吃音を突きつけられることでそむけたのか、絵本そのものに興味がなかったのかもしれない。僕に気を遣って冗談にしようとして、この状況を笑ってくれる子もいます。

大野　そのときにもうひとつあるのは、みんながどう反応しているかなと、それをチェックしようとするような心の動きというのか、からだの動きというのも、原田さんのなかに出ているわけですよね、多分。

原田　出てしまいますね。

大野　そうすると、ここでことばがつまったというだけではなくて、もしかすると、その直後の心やからだの動きのために、ますますそのときの状況が真剣になっていってしまうということもありますか。つまり、みんなはどう思ったかなあと考えてしまうと、その場の雰囲気がもっと真剣になってしまうことはありますか。

原田　あるかもしれませんね。

大野　でもそうやって、ことばがつまったというところから、逆に真剣な方向に話がいっているように思うのです。それで、心の中で堂々めぐりが起きてきて、授業が終わった後もやはりうまくいかなかったという気持ちが残るのでしょう。おそらく、生徒をリラックスさせたいというもくろみからはずれてしまったときに、うまくそこを修正できなかったことが悲しかったり腹立しかったり、という気持ちをますます強めているような感じがすると思うのです。ただ、確かに事実としてうまくいかなかったところがあるけれども、一方でそれは授業の組み立て方の問題で、本当に先生として伝えたかったことと必ずしも一致していないですよね。

原田　そうですね。

大野　ことばの大切さを伝えるのに、もしかすると、そこでもう少し別のやり方もあり得たかなと思うのです。これも私の想像ですけれども、そこで何事もなかったかのように、「次にみなさん、自分の大切な品物を持ってきてください」と言うのもひとつですし、一方で、こんなことができるかどうか分からないけれども、吃音ということをひとつのテーマにすることもどこかでできると思うのですね。そして、おっしゃっているように、自分がなぜことばを大切と思っているかということについて、生徒さんに伝えたり、自分が吃音であることで、ことばの大切さをすごく感じて、それで現代文を選んで、こういうことを授業でやっているというのを教える機会にできれば、授業に幅や奥行きが出てくるような感じがするのです。そうすると途中でことばがつまったということ自体を今度は材料にできるような気もするのです。そのあたりの可能性は、どうでしょうか。

原田　はい、吃音そのものをとりあげた授業はまだ一回分全部を使っては、やっていないのです。子どもたちに自分の経験を書いてもらうときには、ほぼ毎回、僕自身の経験を子どもたちに伝えるようにはしています。

大野　その体験を伝えるときに、たとえばこういうときにせっかく伝えようとしたけれどもうまく伝わらなかったとか、自分が計画したのとは別の状況が起きてきてしまったけれども、やはりこういうことを伝えたかったんだということを後で説明したりなどはできそうな気がするのですけれども。

原田　そうですね。

大野　ところが、逆にここでうまくいかなかったという気持ちが出てきたために、みんながどう反応しているかに目がいくとか、自分がうまくいかなかったというところに目がいったために、せっかく伝えようとしているところから脇道にそれてしまったような印象を私は受けるのですね。

そうすると、やはりできなかったという感覚が残るので、悲しかったり腹立たしかったりということになってくるのかなという気がするのです。

そのときに、もう少しご自分が何を伝えたかったのか、おそらくそこの場面で子どもさんたちが感じたこともいろいろあると思うのですが、そういう方向に考えると、必ずしもこの計画どおりにはいかなかったけれども、本当に伝えたい部分が伝えられた可能性だとか、実際そこで伝わっている可能性があるように思います。ことばについて、先生がつまってしまったこと、一体これはどういう意味なのだろうと考えた生徒さんもいるし、さっきおっしゃったみたいに冗談にしようとした生徒さんもいる。生徒さんのなかでことばに対する情報の処理、あるいは対応というのが出てきているので、その意味では必ずしもマイナスだけのようには思えないのですが、そのあたりはどうですか。

原田　はい、マイナスだけではないだろうと思います。

大野　今は授業の進め方を間違えた、教師としての職業を間違えたというところに全部意識がいっているようです。それを今後どのように授業に活かしていくかが考えられてくると、いいなあと思います。何か予想外のことが起きたときに、これも何か活かせないだろうかというように考えられると、自分が教師という職業を選んだもともとの考えを確認できたり、対応や気持ちが違ってきたりしないかなと思うのです。何かそれについて考えられることがありますか。

原田　……。

大野　そんなことを言っても無理だ、とか。

原田　いやいやいや。

大野　それとか、こうすればいいのかなあということでもいいですよ。プラスもマイナスも、ともにありますけれどもね。

原田　……そうですね、僕の中には多分今しゃべりながら、絵本ぐらい読めて当然だと思っている面が確かにあったのかなと思いました。実は絵本とはきっとすごく奥が深いものであろうに、「絵本ぐらいの」の「ぐらい」に「できて当然だ」という僕の気持ちが入っていたと思うのです。何か吃音にかかわらず、そこが「できて当然だ」のような発想をもっていたのかなというふうに聞いていて感じた面がありました。今、僕が思いつくところでは、そこかな、と思います。

大野　そうですね。ですから代わりの考えとしては、時間があれば書いていただくといいと思うのですけれど、「これくらいできて当然だと思っていたのだけれど、必ずしもそうではないかもしれない」とか、「自分が伝えたいことはもっと別の形でも伝えられたかもしれない」とか、「それなりにこの場面が生徒たちに役に立っただろう」とか、いろんな可能性が考えられると思うのですね。

今のお話をうかがっていると、私は、アメリカに滞在していたときを思い出しました。それなりに英語の勉強をして行ったのですが、行ってみるとことばが全然分からない。すごいショックを受けて、やっぱり勉強しなければいけない。英語に触れないといけないと思って、何をしたかというと、テレビの子ども番組を見たのです。子ども番組だとボキャブラリーが少ないし、分かるのではないかと思ったのですが、実はそれはまったく逆で、子ども向けの変な発音をするわけです（笑）。ますます分からないのですよ。それで、すごく落ち込んだのです。それを今思い出しました。

思っていることとまったく別だったことってありますね。確かに絵本というのは、あれだけ短いことばと絵の中にいろんな情報が入っているから、逆にすごく難しいかもしれないですね。そこには、もっといろんな情報が含まれているのでしょう。思い込みや見込みと違った部分がいろいろ起こってきたときに、ご自分が考えてしようとしていらっしゃるところにつなげていくか、ちょっと視点を変えられるかすると、また変わってくるのかなと思うのですね。

もうひとつは、先ほどから吃音は変わらないとおっしゃっていますけれども、さっきのお話ですと、お話をされるときにつまるのが一回二回ですむときもあれば、五回六回になるときもあるわけです。おそらく、波というのはあるものだと思うのです。つまるにしても少ないときと多いときがあるでしょうから、それが一体どういうときなのかをこれから見ていかれると、それもまたご自分の吃音をどのように受け入れていくか、あるいはコントロールしていくかというところで、役に立ってくるかなと思うのです。いろいろな見込み違いみたいなものに結構動揺されているみたいなので、ご自分が何を伝えたいのかということを、ひとつきちんと押さえていらっしゃると、感じ方が違ってくるかなと思います。教材の選び方とか、伝え方とかとてもいい授業をされているように私は思いました。
私はこんなふうに思ったのですけれど、今のお話の流れのなかで、もう少し追加することとか、考えられることはありますか。
原田 ……はい、がんばってみようかなと思います。
大野 どうもありがとうございました。思い出すのもつらい状況でいらっしゃったと思いますが、よくがんばって振り返っていただいたと思います。

〈その後の原田大介さん〉
原田さんは、面接当時の高校非常勤講師の後、小学校の教員として三年間勤め、現在は、福岡女学院大学人間関係学部子ども発達学科（国語教育学）の専任講師です。本人は、「日々吃音と格闘しつつ大学教員を楽しんでいます」と言っています。

2 対談

原田さんの公開面接について

伊藤　せっかく原田さんが一生懸命がんばってくださったので、原田さんのことで、少し僕が考えたことを話します。今の面接のなかで、ああいう状況はある意味ピンチです。厳しい状況ですけれども、さきほど大野先生がおっしゃったように考えれば、すごいチャンスだったのですね。私も本当にそう思いました。重なりますが、少し触れたいと思います。

原田さんは、従来の教科書を中心にした授業から、自分の吃音について話したり、その吃音をきっかけにことばについて考える、自分が大事にしていることばを題材にした授業をしたいと言っておられました。そうであれば、吃音について、ただ単にこうだよと生徒に説明するよりも、「おみおつけ」でどもって、自分が非常に困っているという、まさに今、現実に具体的に起こっている状況を君たちはどう感じるか尋ねる。また、こういう授業を展開したかったのに、できなくて困っている今の自分の気持ちを伝えることができる。いろんな悩みがあるから、国語の教員になったのだと言って、話し合うことができたのではないかと、私も思いました。そのチャンスを生かせなかったのはなぜか。僕はそこに、原田さんのもっている吃音に関係してのスキーマが頑としてあるから、柔軟になれなかったのではないかと、話を聞きながらふと思ったのですが、どうでしょうか。

大野 そのとおりだと思います。さきほども出ましたが、吃音の自分を否定したいと思うのはスキーマではないかと話をされましたが、確かにそのとおりだと思います。あの時点でスキーマについてお話をするより、もう一度具体的にどういう行動をしたかという自動思考のほうを話題にしたほうがいいかなと思って、もう少しお話をということにしたのですが、おっしゃるようにそのスキーマからいろんな感情や考えが出てきますね。

伊藤 実際の臨床の場面だと、一週、二週、三週と何回か面接を続けていかれるなかで、原田さんのもっているスキーマにアプローチしていくということもあるわけですね。

大野 ありますね。それと、おそらく自分自身で気づいていかれるでしょう。ご自分のなかではっきりしてきたところで、それが話題になっていくと思います。

伊藤 基本的には、「教師はどもるべきではない」とか、「どもる教師は、結局はダメな人間なのだ」ということから、ちょっとやわらかい考え方になるといいなあと思いながら、聞いていました。

大野　そうですね。そして、もう一つは、スキーマということで言えば、原田さんはとてもまじめなのですね。なんでもきちんとしなければいけないという気持ちがわりと強いと私は思ったのです。たとえば授業も予定をして、このあたりでこうなるとかこういかなければならないとかがあるようで、そういうところがうまくいかないこともあると分かってきて、今のようにこれはチャンスだと考えられるようになると、幅が出てきます。逆に、原田さんのまじめさというのが生徒さんに伝わっているという、両面があると思います。

伊藤　はい、ありがとうございました。これで原田さんの話題は一応終わりにします。

なぜ認知行動療法に関心をもったか

伊藤　なぜ僕たちの日本吃音臨床研究会が、認知療法に関心をもってとりあげたのか、また、なぜ以前から論理療法の勉強を続けているかについて、今回初めて参加した人もいますので、説明をします。そんなのは認知療法・認知行動療法とは全然違うとか、そうだなと賛成できるということがあったら、教えていただきたいと思います。

吃音の問題は、これまで症状が中心だといわれていて、吃音症状へのアプローチが延々と続いてきました。今、そのとらえ方に対して、そうではないという考え方が広がっています。吃音の問題の理解を広げる意味で、どもる人のセルフヘルプグループの国際組織である国際吃音連盟では、「吃音とは何か」という定義をしようとして、論議されています。

僕は、吃音の定義なんていうのは専門家にまかせればいいことで、僕たち当事者は、吃音の定義よりも、吃音の問題とは何か、取り組むべき課題とは何なのかということをきちっと把握し、その理解を一般に広げていくことのほうが大事だろうと思っています。

『知っていますか？　どもりと向きあう一問一答』という本の中にも書きましたけれども、僕の好きなアメリカの言語病理学者、ジョセフ・G・シーアン（Joseph G. Sheehan）という人は、どもりの問題は氷山のようなものだと表現しました。水面の上に見えている、音を重ねたり、つっかえたりしてことばが出ない状態は、吃音の問題のごく一部で、それよりも水面下にある、その人のもっている不安や恐れやみじめに思う感情こそが大きな問題で、ここに対してアプローチをしなければならないと言いました。僕はそのシーアンの氷山説に、さらにつけ加えて、水面下の大きな問題を、行動、思考、感情、身体として整理しました。

行動　吃音を否定し、吃音を隠して、話すことから逃げて、消極的になっていく行動

思考　「どもりは悪いもの、劣ったもの、恥ずかしいもの、だめなものだ」「どもりは治る、治せるはずだ」「どもっていては有意義な人生は送れない」などの考え方

感情　不安、みっともない、恥ずかしい、恐ろしい、情けない、といった話す前や、どもった後にわきあがるマイナスの感情

身体　緊張して話すとき硬直してしまうから、人とふれあうのを拒むからだ

伊藤　吃音の症状と言われるものではなく、これらに関して僕たちはアプローチをしていく必要があると考えています。認知療法というのは、考え方だけをなんとかしようとするのではなくて、すべてにかかわっていくと、お考えになるのでしたよね。

大野　はい、そうです。

伊藤　それで、そのなかで変えやすいものから変えていったほうがいいというときに、ある人は行動だと言う。ある人は考え方だと言う。感情というのは一番難しい、ということでは共通しています。ですから、感情に直接アプローチしていくよりも、そこの背景にある考え方はどんなだろうか、自分の行動はどうだろうかを検討する。行動を起こすにしても、隠したり逃げたりする行動を起こす前段階でもってしまう考え方をちょっとやわらかくしたほうが、行動しやすい。ということで、認知行動療法がどもる僕たちにとって、非常に適切、ふさわしいアプローチだと思ったのです。

大野　まったくそのとおりですね。ありがとうございます（笑）。

伊藤　ありがとうございます、なんておっしゃられると、全然話が進まない（笑）。

大野　いや、まったくつけ加えることがないような、そのとおりなのですね（大爆笑）。

参加者27　対談の途中で口をはさんで、すみません。昨日のコラム表をやっていまして、私はエ

ネルギーの不足を感じることが、ときどきあります。そういうときはいろいろな項目を考えられない。吃音で困っているときは、比較的考えやすいなあと思うと、うつの人よりもどもる人のほうに向いている療法ではないかとさえ思ったのですが。

大野　うつと吃音のどっちに向いているかは別として（笑）、私は確かに吃音というものには役に立つと思うのです。昨夜のお話で示した社交不安障害へのアプローチは、実際イギリスなんかでは吃音の方に使っていると思うのです。とくに実際に確かめていくというのには役に立つと思います。実際に原田さんがさっきおっしゃっていたみたいに、変わらないものだと決めつけてしまうと確かにそうなのですが、一回二回と見ていけば、そこにはやっぱり「白か黒か」などの見方をして行動してきた自分に対する見え方が変わってきて、行動が変わってくるということはあるかなと思います。

伊藤　だから僕は、どもりは治らないだろうと思うのですけれど、変わるものだとは思っています。僕も小学校、中学校時代のどもり方とその後のどもり方と、ずいぶん変化してきているのです。だから、治らないと言うと、なんか全然変わらないもののように錯覚されるけれども、一方で僕は吃音は変わっていくものだとも言っていいと思うのです。変わるものだ、つまり「変わらないものはない」という一つの大きな哲学というか、前提は認知行動療法では同じような感じなのでしょうか。

大野　そうですね。治らない、変わらない、ということ、それが全部一列で、一律に考えてしまうと、これはやっぱり認知の偏りだと思いますし、治ると思うのも行きすぎかもしれないです。そのなかで、どの程度の揺れがあるのか、です。今日、朝ご飯のときにお話していたときにある方が、歳をとってくるとだんだん吃音もよくなってくるというようなお話をされていました。私は、その話をうかがって、歳というよりも経験が、いろいろ考えの幅を広げてきていらっしゃると思うのです。さっきの公開面接で大事だと思ったのは、行動がいろんなマイナスの要因を引き起こしているということです。たとえば、原田さんがうまくしゃべれなかったことを、みんなどう反応しているかなということにエネルギーがいって、授業を続けるほうにいくエネルギーが少なくなって、うまく授業が進まない。雰囲気が固くなることがあるわけです。ある意味でそれはミクロな影響ですが、さらに教師という職業は自分には向いていないのだ、学校に行きたくないなあとか辞めたいなあとなってくると、もっと大きな意味で隠す、逃げるということになってしまう。

そうすると、うまく社会に適応できない。そのように、どもるという氷山の一角、表にあらわれた部分のために、本当は自分がしたかったこと、教師としてことばの意味を伝えたいという、もっと大きな部分が隠れてしまう。そうなってしまうのをどう防ぐかがとても大事だと思うのです。

伊藤　吃音を隠したり、逃げたりする行動がますます吃音の問題を大きくしていき、ますます行動できなくなり、ますます考え方も硬直してしまう、そういう感じですよね。どこかでその悪循環を切ることが必要なのでしょうね。

大野　そのためには、自分が本当は何をしたいのか、ですね。表に出ている行動に私たちはどうしても目を向けてしまって、困っている気持ちや何をしたいのかが見えなくなってしまう。吃音が一番目につきやすい行動なので、そっちのほうに目が向きすぎてしまうと、ほんとは何がしたかったのかが、見えなくなってしまうことがあるように思います。

伊藤　見えなくなってしまう大きな要因としては、事実を認めないことがあると思います。吃音を受容できないという人に、僕がよく言うのは、「吃音を受け入れなくてもいいけれども、どもる事実は認めようよ」と強調するのです。僕たちは、事実を強調する集団ではないかと思うのですけれど、事実を認めることが少しずつ定着していったら、今おっしゃったようなことが、見えてくるのかもしれませんね。

大野　事実を受け入れるというのはとても大事です。何が大事かというと、事実と、価値観や意義とは別のものなのですね。吃音があるという事実と、自分はダメな人間だとか自分の気持ちがうまく伝わらないとか、うまくいっているとかは、別問題です。ところが、どもったということで、ダメだとかうまくいかなかったと、価値観と一緒にセットになってしまっている。その意味から、どもっているという事実はあるにしても、そこに出てきている価値判断が果たして正しいかどうかは別の問題なので、切り分けが大事なのでしょうね。

伊藤　認知行動療法のとても重要なところは根拠を探す、そして反証するということになりますけれども、根拠を探すことが、事実をよく見るということなのでしょうが、根拠を探すのになにか役に立つ考え方、コツはありますか。

大野　まずひとつは、具体的な場面について考えるということ。原田さんとの話に戻りますけれども、みなさんのワークのときに教師として果たして適切かということをとりあげられたときには、なかなかこの反証を考えていくのが大変だったということなのです。「教師として自分はダメなんじゃないか」と、割と抽象的な話をされていた。そこをもうひとつ具体的に、たとえば最近困られたことはないか、どんな場面がありましたかというと、絵本の話が出てきた。そうすると、絵本をめぐっていろんな話が具体的に展開していきます。具体的な場面を話していただき、具体的な場面をとりあげて、それに対しての自動思考、根拠、反証と進めていくと、具体的なものがみえてくるというのが一つあると思うのです。

伊藤　「僕のような人間は、どもっていることで会社に迷惑をかけている」と、どもる人がよく言うのですが、具体的にいくら迷惑をかけているのか、数字を示してという訊き方もあるのでしょうか。

大野　それもあると思いますけれども、もうひとつは、迷惑をかけていると思う場面というのを、最近何かあったらお話しくださいと言う。思い出してもらってというのが一番やりやすいです。

伊藤　そういう意味ですと、今の公開面接の場面を拝見していても、僕たち、論理療法をやってきたのですけれども、それとちょっとニュアンスが違う感じがしました。認知療法のほうが、感情のレベルをとても大切にしながらの面接で、論理療法よりちょっとゆっくり目だなあという感じです。僕が原田さんに面接をすすめたのは、僕が実際に経験してよかったからです。臨床心理士が中心となっている日本人間性心理学会という学会があります。その学会の論理療法のワークショップのときに、論理療法を紹介された講師の國分康孝さんが、デモンストレーションの面接のボランティアを募集したのですが、誰も手をあげない。それで「はい、僕がやります」と出たんです。公開面接を受けてとても勉強になりました。この時、論理療法の論駁という、「これはどうなんですか」「これはどうなんですか」と、短時間のワークなので、普段はそうでもないのだと思うのですが、國分さんにかなり迫られている感じがしたんです。論理療法と認知療法の違いについてどうお考えでしょうか。

大野　今、おっしゃられたところが違いだと思います。話の中で論駁していくのと、実際の体験、具体的な体験のなかで、事実を見ていくのとに違いがあると思います。かなり共通した部分はありますけれども、理論の違いもありますけれど、創始者のキャラクターの違いでもありますね（笑）。やっぱりアルバート・エリスは、カリスマ的な感じの、しゃべり方も頭から声が出てくるようなしゃべり方、私のイメージですが。ベックとエリスは仲がいいのですが、そういう違いはあるのかなと思います。ベックが精神分析の流れのなかから出てきた、ということでも違うのかなと思います。

伊藤　論理療法は、ＡＢＣ理論で即、思い込み、非論理的思考を探しますね。論理療法でいう非論理的思考は、認知療法ではスキーマだと僕は思うのです。そうすると、認知療法では、スキーマの前に自動思考を置くことになります。自動思考なら自分が瞬間的にしていることなので、ちょっと練習すると、思いつく。だけど、その奥にある思い込みはなかなか思いつかないことがあります。自動思考がスキーマの間に入ったことによって、とても分かりやすく、手をつけやすいという感じになったなという感じをもったのです。

いろんな治療法は、自分でできる部分がかぎられている

大野　ありがとうございます。認知療法の利点は、そういうところにあるのですね。自分で手をつける、自分で操作できる、自分でやれるところだと思うのです。たとえば、論理療法の非論理的思考もそうですし、精神分析の無意識もそうです。あれは、なかなか自分では気づけない、それが無意識なのです。薬物療法も、脳の中の化学物質を変えるという、自分で手をつっこんでやるわけにはいかないし（笑）、せいぜい自分で薬を飲むくらいで、飲んでも量によって血中濃度のはかり方は、人によって違うし、体調によって違う。いろんな治療法は、結局自分でできる部分がかぎられているのですね。ところが、認知療法や認知行動療法は、自分の考えが、ちょっと気をつければ出てきますし、そのときは混乱されているように思えても、書き出してみると、わりとひとつの流れになっていることがあるので、そういう意味では自分でできる利点が非常に強

いように思います。

伊藤　そうですね。今回の吃音ショートコースのテーマに「心の自然治癒力」と勝手に僕がつけたのですが、このタイトルをつけた理由を昨夜参加者から聞かれて、そのあたりを大野先生に聞いてほしいと言われたのですが、ちょっと僕たちが考えていることを話します。

僕は、吃音は、誰かに訓練してもらったり、治してもらったりするものではなくて、自分に内在する、変わる力があれば自然に変わるものだ。それは、自然回復力であったり、免疫力であったり、自然治癒力であったりする。吃音には治癒ということばを僕は使わないので、自己変化力という言い方をします。その自己変化力を耕し、育てるためには、僕はどもる事実を認めさえすればいいと言い続けています。

「吃音を受け入れられません」「吃音の受容なんてできません」という人に対して、「受容しなくていいけれど、どもる事実は認めますか？」と聞くと、「しかたがない、どもる事実は認めるよ」と言うわけです。じゃあ、それだけでいい。それが、「どもってもまあいいか」というひとつの出発点です。僕はそれを「ゼロの地点に立つ」と言うのです。「まあいいか」でいけば、人は自然に吃音を隠すのはちょっとやめようかとか、逃げるのはちょっと減らそうかと思い始める。いつまでも逃げたり、隠したりしていたら損だなあということに気づくきっかけになる。すると、ちょっと行動が変わり始める。行動が変われば、またいろんなことが変わってくる。自然に変わっていくものだと思っているのです。大野先生は、『心の自然治癒力』（講談社）というご本を書かれていますけれど、「心の自然治癒力」というのはどういうものなのですか。

大野　まったくそのとおりなのです（大爆笑）。何も、なるべくしゃべるのを少なくしようとしているわけではないですよ。逃げているようですけれど。まったくそのとおりなのですね。今、おっしゃったなかで、大事なことがいくつかあります。とにかく、このままやっていたら損だというところですね。本当に損なことをしていらっしゃる。さっきから指摘されているように、どもるという事実とその人の価値は別のものなのです。それがセットになってしまうのが問題です。セットになると、話したときに、みんながどう反応しているかばかりにエネルギーがいってしまって、本当に自分がしたかったことが手薄になってしまう。それでうまくいかなくなって、損をされるということがあります。

その後、そのことにこだわってしまって、日常の活動に支障が出てくる。本当に損な方向にいってしまう。吃音も、ひとつの個性と同じなのですね。顔つきだとか体型だとか、頭髪の量だとか、人によって違う。たとえば、吃音とは言わないですけれども、ことばで言えば、方言などもそうです。生まれたところによって違って、私は愛媛県の生まれなのですが、これがいいんですね、治療場面で話をするときに。

伊藤　ほう。

大野　比較的、愛媛県ではゆっくりしゃべるのですね。

伊藤　そうなんですか。

大野　愛媛に伊予銀行がある。妻が、結婚したときに東京支店に行ったとき、「なんでここに来る人たちはみんなゆっくりしゃべっているの?」と言ったくらい。イントネーションが標準語と違ったりするのですが、それがかえっていいと言ってくださる方がいらっしゃる。必ずしもなまりを隠すことはない。それと同じことなのですね。

「まあいいか」というのは、すごく大事なのです。ところが、「まあいいか」ではなくて、わりと落ち込んだり、ダメだなと思うときなどに、「どうでもいいや」となる。「どうでもいいや」が、「まあいいか」になれるかどうか。「まあいいか」と思うと、それまで抑えていた自分の力がうまく成功の方向に結びついていく。うまくいくと、「あっ、これでうまくいくのだな」と思って、次にやってみようという気持ちにつながる。それにつながってくると、次のやる気につながって、小さい成功体験の積み重ねになって、「自分はこういうことができるのだ」、「こうやればいいんだ」となっていく。「まあいいか」だとそっちのほうにいく。これが自然治癒力だと思います。

「どうでもいいや」と思うと、「どうせ何をやってもダメだ」と思って、何もやらない。やっぱりできない。緊張するからやってもうまくいかないことがあって、そしてできないから「どうでもいいや」とまた引っ込んでしまう。逆の方向にいってしまう。「まあいいか」というのは、とてもいいことばだと思うのです。

伊藤　「どうでもいいや」というのと、「まあいいか」とは、ずいぶん違いますね。

大野　違いますね。

伊藤　考え方を変えるだけでも十分ではない。行動が変わらなければ、ですね。いくらいろんなことを言われても、自分が実際行動をしてみて、実際そういうことを経験しないと、つまり小さな体験を積み重ねないと、本当の意味で、考え方は、「ああそうだ」ということにはならない。

僕は昔、異性には縁がない、もてない、もてるはずがないというスキーマを強くもっていました。「きっと彼女できるよ」とか、「かっこいいじゃん」と言われても、信用ができない。でも、なにかの拍子に実際にもててみて、「おっ、オレ、もてる」（笑）という実際の経験がないと、ダメですね。結局、認知行動療法は考え方を変えるだけではなくて、行動しようよという一つの後押しをすると考えていいですか。

大野　ええ、それはすごくあると思います。今、おっしゃったとおりで、考えが行動を妨げているというのはありますね。

伊藤　考えが行動を妨げている、はい。

大野　何を言われてもダメだというのもそうですし。原田さんの例でいくと、「うまくしゃべれなかった、生徒はどう思っているだろう、申し訳ない」と思うと、ひきこもりがちになる。そうすると、生徒との接点が減ってくるので、ますます生徒がどう思っているか、分からないし、自分の伝えたいことが生徒にも伝わっていかないということになります。自分の学校での行動も制限されてくるということになる。

授業での話でしたが、生徒と交流するときに「あのときの授業はどうだった？」とか、「僕の吃音についてどう思う?」とか個別に訊いていくと、また新しい意見が聞けて、新しい交流がある。一生懸命に教えてもらって、こういうところが面白かったとか感想が得られる。そうすると、それが新しい励みになってくることがあるわけですね。一歩ふみ出せるかどうかは、ずいぶん大きくて、そこを妨げている考えをどう取り除いていくかというのが認知療法のひとつの大きなポイントだと思います。

伊藤 すると、僕がどもる事実を認めて、「まあいいか」というゼロの地点に立てたことと似たことが、認知療法では、「自動思考にまず気づこう」ですね。後のことはまた段階としてあるにしても、「自動思考にまず気づこう」ということが、出発ですか。

大野 そうですね。自動思考にいろんな考えのヒントがある。

伊藤 そして妨げられていた行動を起こす。その行動にしても、臨床家によっては行動の質が違う。たとえば、アメリカの言語病理学のチャールズ・ヴァン・ライパー(Charles Van Riper)は、「吃音方程式」のなかで、吃音から解放されていくプロセスとして、なめらかに話せた体験を積み重ねようという。それはどもらずに、ということだけでなく、楽にどもることも含めて自分には流暢性があるのだということを経験していこうという。僕はそれは違うのではないかと思うのです。なめらかに話す体験よりも、どもりながらでも思いは通じた、目的を達した、周りはそんなに変な反応をしなかったという体験の積み重ねのほうが、意味がある。だからどもってもいろんな体験をいっぱいする。そんな体験のほうが子どもや大人にとって、すごく後押しになるのではないかと、僕は思うのです。

大野　それもそのとおりですね（大爆笑）。ほかに言いようがない。なめらかであるかどうかというのは、本質ではないと思うのですね。

伊藤　そうなんですよね。

大野　本質は、何を伝えるか、どう人とかかわるかという問題ですから、表に出てきているなめらかさだとか、つっかえ方であるとかよりもどうつながったかということですよね。私は、そこの体験をどう積み重ねていかれるか、だと思いますね。

伊藤　小さな体験を積み重ねるにしても、まずとっかかりとしては考え方がありますね。

大野　そうですね。

事例検討

伊藤　昨日、公開面接の募集に応募した人と面接しました。そのとき、ふたりで考えた内容を状況、気持ち、自動思考、根拠、反証、新しい考えを書いてみました。具体的な例として共通することが多いと思いますので、私がその人の役をしますので、認知療法で考えて、ご指摘をお願いします。

大野　この方のお仕事の職種は、どういうことをされているのですか。

伊藤　苦情処理に近い部署だから、決して快適な電話がかかってくるところではない。ちょっとした説明で、書類を訂正してくださいとか説明をしなければなりません。
大野　苦情処理のところにどのくらいいらっしゃるのですか。
伊藤　一年半。そして、あと半年で部署が替わります。
大野　これ、電話で苦情処理を受ける部門なのですか。
伊藤　主に電話です。ファックスや書類もあるけれど、一般の人は、電話がいちばん簡単だから、「あれはどうなっているか」と電話がかかってくるのです。
大野　はい、分かりました。そこで、反証を含めてお話しください。

状況　出社して朝一番に得意先から電話があった。しばらくどもりながら応対をしていたのですが、「話が分からない、誰かに代われ」と言われて電話を代わった。
気持ち　くやしさ　一〇〇　恥ずかしさ　八五　傷ついた　九五　その他、むなしさ、悲しさ、いらだち、怒り、ゆううつ、あせり、不安、無力感、罪悪感など。
自動思考　①代わってくれた先輩は、電話くらいできないなんて情けないやつだと思っている。
②会社にその相手から苦情の連絡があるのではないか。
③会社から辞めろと言われるだろう。
④電話がつらくて、出社できなくなる。

⑤どもりを治さないと今後仕事にはならない。
⑥電話ができない私は社会人として一人前ではない。
⑦私は会社にとって必要な存在ではない。
⑧こんな電話を続けていると、電話ができなくなる。

根拠

①要領を得ない電話に怒った声で代われと言われた。
②先輩は代わってくれたけれど、その後私に話しかけてくれない。
③自分が吃音でなかったら、決して電話を代われなんて言われないはずだ。
④以前、電話くらいちゃんとできないと一人前にはなれないと親から言われた。
⑤最近、会社に苦情とかクレームの電話がこれまで以上にかかるようになった。

反証

①私の会社は苦情処理係のようなものなので、私がどもるどもらないにかかわらず、いらいらした人から電話がかかってくることは、ほかの部署より多い。だから、その人は私がどもらなくてもいらいらしていたのかもしれない。
②これまで一年半仕事をしてきて、もう千回以上の電話をかけてきたけれども、代われと言われたのは、三回しかない。ということは、それなりにやってきた部分もあったのだろう。
③苦情の種類は多いけれども、勉強できない量ではない。適切に苦情に説明できるようにもうちょっと勉強をして知識を得ておけばいいのではないか。

④入社して一年半たつが、まだ一度も仕事を辞めたらどうとか言われたことはない。
⑤ときには会社に行きたくないと思ったことはあるが、それは必ずしもひどくどもった翌日のことではない。どもりそのものも今の状態がずっと続くとはかぎらない。
⑥電話も頻繁にしていたらそのうちに慣れるのではないか。職場の同僚もここはこんな電話の多いところだから、ああいう電話を別に気にしなくてもいいよと言ってくれる部署でもある。

大野　今まで一年半もやってきて、代われとまで言われたのは三回だけというのは、強い反証ですね。仕事ができないということではないということですが、ここでもう少し反証するとすれば、具体的に今回の電話の場合、どういう話の流れで代われと言われたのか、もう少し分かればいいように思います。なにかそれについて、分かりますか。

伊藤　そのときの話は難しい内容の話ではなかったのですが、かなりどもったので相手はいらだったのではないでしょうか。

大野　今回は、そんなに難しい内容ではなかったのだけれども、途中でどもってしまって、相手がだんだん怒ってきて、代われという話になったということなのですね。相手にうまく対応できなかったということでは、ちょっとがっかりしましたね。ただ、今までで逆にどもっても話が通じたことってていうのはあるのですか。

伊藤　それはもうかなり電話はしてきていますので、自分としてはどもって嫌な気持ちになったとしても、用は達しているわけで、失敗したことよりもやれたことのほうが割合としては多いと思います。

大野　多いのですね。同じようにどもって、相手のほうがそんなふうに反応されたということは、今回は何がよくなかったということでしょうか。

伊藤　結局、相手が怒っている。怒らせたことが吃音だからというのがくやしい。自分の説明が、たとえば大変難しいことで、しどろもどろになったのではなくて、今回は単純な説明で簡単な電話だったのに、無能扱いされたのがくやしい。

大野　くやしい、そうなのでしょうね。その場合に、確かに吃音という事実はあるにしても、その人はどうしてそれを無能扱いにしたかが、ひとつのポイントになるように思うのです。今までに無能扱いにされなかった、きちんと話ができたということはたくさんあります。そこにまたひとつポイントがあるように思います。そうすると、今回だけ無能扱いにされたということは、必ずしも吃音が原因だったということにはならないと思うのです。吃音が原因だとすれば、ほかの電話でもそれと同じ反応があると思うのです。今回以外にも吃音という事実はあるわけですから。ほかの要素があるために、それだけ相手が強い反応が出てきたと考えるほうが、自然なように思うのですけれども。

伊藤　その、ほかの要素というのは、私自身なのでしょうか。それとも電話を代われと言った相手なのでしょうか。

大野　それは、両方ありうると思うのですけども、それはどうなのでしょうかね。

伊藤　こうしてほしいとこちら側から要求されたりするので、電話をする相手側がある意味気持ちよく電話をかける部署ではない。基本的には相手はいらいらしているので、こちら側が流暢にしゃべる人間であったとしても、いらいらして怒って電話をかけた可能性はありますね。

大野　私はむしろ今おっしゃったように、相手のほうがいらいらしている、余裕がない、ちょっとしたことで反応しやすいという、むしろ相手の要因が結構ありえるのではないかと思います。同じどもる事実は続いているにしても、いろいろ反応する人はかぎられているわけで、（応対をほかの人に）代われとまで言う人はむしろどもる事実よりはほかの要素のほうが大きいと思います。私の想像ですけれども、たとえば、吃音だけではなくて、もっと上の人間を出せとか責任者を出せとか、相手の弱点とか、相手が弱点と思うだろうという部分を攻撃することで、自分を優位に立たせようとする。とくに怒っている場合には一般的にもそういう反応をとりやすいですね。たまたまターゲットに、あなたの吃音がなったと理解したほうが自然なのかなというふうに思うんです。どうなのでしょうかね。

伊藤　はい。それはとてもよく分かります。郵便局などでよく見る風景があります。こんなことで怒らなくてもいいだろうと思うのに、すごく怒っている人がいる。話を聞いていたら、ルールを知らないその人のほうが悪いだろうということもある（笑）。そういう人は結構いますよね。

ところが、僕たちはどもることでこれまで苦しみや悲しみを経験していると、なんかすべて自分の責任であるかのように思ってしまう。けれども、相手にも責任はあることもあるのですよね。

大野　相手の余裕のなさとか、相手の攻撃パターンとか、そういうのが影響していると思います。おっしゃるように、今までの体験があるし、自分で負い目があるので、なんか自分がまずいなあと思う気持ちになりやすいのでしょう。それは、吃音であっても、たとえば平社員で責任のない人が、お前どれだけ責任があるんだと言われたら、ああまずいなと思うのとかなり共通していると思います。その人が必ずしも責任をすべて負うことではなくて、白紙の状態なのに悪いと色づけをされてしまう。相手の行動もそうだし、自分の記憶も思いも、いかにもだめなような色づけをされてしまう。吃音という事実は認めて、そこに今回のような状況が出てきたのはどうしてかと考えていかれると、さっきの反証にもう少し奥行きが出てくる、重みが出てくるでしょうね。

伊藤　新しい考えとしては、もっと自分も勉強しようというのがひとつありました。それと、受けとる側もさまざまだから、変な人に怒られたからといって、自分が傷つくことはない、傷つくと損だ。そんなところなのでしょうか。

大野　そうですね。それと、自分の責任ではないということも。要するに、自分がうまくスムーズにしゃべれなかったというところはあるにしても、相手のほうが怒っていて、スムーズにしゃべっていても、何かどこかで「なんだ、その話し方は」とか「お前にどんな権限があるのだ」とか、いろんなこちらのちょっと弱みに思うであろうことをとりあげて責めていたのでしょう。そうすると、必ずしも吃音だけのせいではないかもしれない。そこで、自分を責めるということは必ずしもあたっていないだろうということになりますね。

伊藤 はい、そんなことで、今の電話の事例は、多くの人にあてはまることだろうと思いますが、そのときの自動思考のあげ方としては、あのようなものでいいのでしょうか。

大野 ええ、そう思います。それと、ひとつ思ったのは、上司もあんなことぐらいでというのがありましたね。あれはそこで確認をされるといいと思います。上司がどう思っているかはまだ分からない。そこでまずいことをしたな、上司がどう思っているかな、怒っているかなと思って、上司を避けると、やっぱり上司は怒っているのかなという気持ちが残ります。「あのときは、すみません」と謝れば、「いや、そんな気にすることないよ」というのが返ってくるかもしれない。「まあ、今度からは、こういうふうに気をつけたら」ということになるかもしれない。いずれにしてもあんまりそこを避けないということも大事かなと思いますね。

伊藤 僕たちの苦しみは、案外推測で、こう思っているに違いないと思うことが多いのです。ちょっと勇気はいるけれども、「本当のところはどうなの?」と聞くことは大事ですね。

大野 そうですね。確認をする。確認も仕方がありますね。「あの、怒っていたんじゃないでしょうか」と言うと、やっぱり、そうは聞きにくいですから、たとえば「さっきはすみませんでした」と謝ると、わりとそこでスムーズに話が出てくるということもあるので、そのほうが言いやすいですね。そのあたりの確認の仕方というのも工夫があるかなと思います。

伊藤　その場合に、「すみませんでした」と言って、「別に心配しなくてもいいよ」と言ったことばを額面どおりに受けとれなくて、「本当はそうではないんじゃないの？」と（笑）、思うことも僕たちの場合あると思うのですが、そういうときは、どうしたらいいでしょう。

大野　それはですね、もうしかたがないのです（大爆笑）。そこは、その後の関係のなかで見ていけばいい。もうひとつは、もっと気になるようだったら、「なにか気をつけたほうがいいことはありますか」と聞いて、そしたら、「こういうところに気をつけたほうがいいよ」とか「こうすればいいよ」とか、アドバイスを引き出すようなかたちの関係にするといいかもしれないですね。

伊藤　なるほどね。なんか援助やアドバイスを求めるという、そのなかでその人の本音が出てきたりもするだろうし、ということですね。

大野　そうですね。そして、ご自分に役に立つこともあるでしょうしね。とにかく、本当はそうではないんじゃないかと思って、もやもやしているよりは、確認したほうがいいかもしれませんね。

伊藤　確認できると、くやしさが減っていき、何パーセント下がったと自分自身が確認できますね。だけど、この数字の利用は、数値を下げることが目的ではないですよね。

大野　ええ、そうではない、違いますよね。

伊藤　それを誤解して、数値を下げるために何か一生懸命やらなければならない、そして、数値が下がらない自分はダメな人間だとか、そういうことはないのですか。

大野　そのときには、数値が下がったらそれはそれでいい。下がらなければどこかうまく対処できていないところがあると考えるのがいいと思います。具体的な状況がうまく把握できていない、自分が考えていたことがうまく自動思考のなかに出てきていない、大事なことを見落としているのではないかなどいろんな可能性がありうると思うのです。それを考えるひとつの助けにもなりますしね。必ずしも数値が下がることが目的ではないです。

伊藤　その場合、認知療法家にそう言ってもらうと、考えるきっかけができるのですが、自分ひとりでやっていると、なかなか難しいように思うのですが。

大野　やっぱり自分ひとりではなかなか難しいです。そういう専門家でもお友だちとかご家族に見てもらってもいいと思うのです。ただ、自分ひとりでも、そのときに考えると分からなかったことが後で考えると気づくこともあります。夜中に書いた手紙を翌朝読むと、なんだこれは、というのと同じことがあって、さっきのお話も後で気づかれたことが出てくると思うのです。やっぱり今とは違う自分で別の状況を見てみるというのはひとつの手だと思うのです。

私は最初、精神分析の勉強をしているときに指導していただいたのが、小此木啓吾先生ですが、「とにかく面接の記録をきちんととって、手許にもっていなさい。電車の中や家に帰って見返してみると、その面接の中で気づかなかったことにいろいろ気づくはずだから」という指導を受けたのです。自分の心の状態が変わると、見えるものが違ってくるということなのです。だから、同じことが自分の自動思考、根拠、反証にも言えると思うのです。そういうふうに自分の違う状態で見るというのもあるし、ご家族や知り合いと一緒にそれを材料にして、話し合うのも役に立つこともある。またこういうセルフヘルプグループの中で話し合ってみるというのも、当然役に立つと思います。

伊藤　必ずしも認知行動療法の専門家でなくても、自分以外の誰か、というのがすごく役に立つということですね。

大野　むしろ、そのほうがいろいろ共感してもらうことがあるので、役に立つと思うのです。そのときに周りの人が注意しなくてはいけないことは、あまり気のきいたことを言おうと思わないことです。アドバイスをしないといけないとか、この人とは違う考えを伝えないといけないと思うと、固くなってしまって、とってつけたような話になってくることがあります。大事なことは、その人が感じたことをぽっと出すこと。自分とはまったく違う意見が出てくると、あたっているかどうかは別にして、「こんな考え方もあるのか」とか「そんなことを言われても」とか、思う。そうすると、相談している人の気持ちの状態が変わります。そこでまた新たな気づきが出てくる。とにかく自然なかたちで何か言っていただくと、それがひとつの刺激となって、話が、また考え方が発展することがあります。あまり固く考えないで言うのがいいですね。

伊藤　私は、吃音は、言語訓練や呼吸訓練をするのではなくて、吃音の苦しみや行動を妨げる自分を縛る考えに気づいて、吃音をどう受けとめるかだと主張してきました。だから、吃音は受けとめ方に気づいたり、受けとめ方を考えたりする練習をすることなのだと言っています。さきほどの自動思考に気づく、自動思考を検討する練習をしていけば、だんだんとそれができていくようになると考えていいですか。

大野 ええ、そう思います。それができると思うと、また次にやってみようという感じになると思うのですね。それがいわゆる自然治癒力になると思います。確かに呼吸の訓練とか話し方の訓練というのは、昨日お話した不安というところで言えば、自分の対処能力を高めるところでそれなりに意味があるかもしれない。けれども、それだけでは不十分で、本当にできないのかどうかとか、危険に対する認知、周りからの支援の認知だとかが総合的に変わってくることで、いい方向に話が流れてくるという意味では、考え方はとても大事なポイントだと私は思います。

伊藤 自動思考に気づき、自動思考を文章に書いてみる。書くということが大事だとおっしゃいましたけれども、頭の中で自動思考を考えても消えてしまう。でも、書く習慣をつけると、何かそれがひとつの財産になるということはありますか。

大野 ええ、ありますね。それはいくつか意味があるのですが、まずひとつは整理ができることです。さっきも原田さんが、「なんか混乱して……」とおっしゃいましたが、黒板に書いていただくと、流れがよく見えてきて、このあたりが大事かなというのが分かってきましたね。整理ができるし、ポイントが見えてくるというのがあります。もうひとつは、書いておくと、さっき私が小此木先生から言われたように、後で見返して、考えを深めることができます。またそういう経験をしておけば、しばらくたったときに、それを見返してみて、同じように困ったときに、あのときはこんなことを考えたのだと思い出すこともできます。

日記を書く人がいます。それは大事な習慣で、私はいつもお正月に書き始めてすぐ続かなくなるのですけれども（笑）、日記は後で見返してみると、ああ、こんなことを考えていたんだというので、また気持ちが新たになるというところがありますね。

伊藤　大事なことは、自動思考についてそれがあたっているかあたっていないかは別にして、まずは書いてみて、それをじっと眺めてみて、それをまた第三者に見てもらって、こんな気分になったときにこんなことを考えたんだと見てもらう。少しずつ自動思考に対して気づけるようになるということが大事であるということ、それが大きなことですね。

次に根拠。事実を見ていく目、探すとか確認すること。事実は本当はどうなのだと考えたとき、案外に僕たちは事実を見たくないという部分もあります。確認をするとかえって傷ついてしまうということがあるので、事実を見ないようにしてきたこともあったけれど、ちょっと勇気を出して、事実を見ていこうということもひとつ大事ですね。

大野　そうですね。さっきおっしゃったように、吃音という事実はあるわけですね。だけど、そこについているいろんな価値判断や気持ちは必ずしも事実と関連しているわけではない。そこを切り離して事実をみる練習は、とても大事だと思います。吃音という事実もそうですし、それに対して起きている事実を事実として見ていく。そこには価値判断が入らない、なるべく入らない

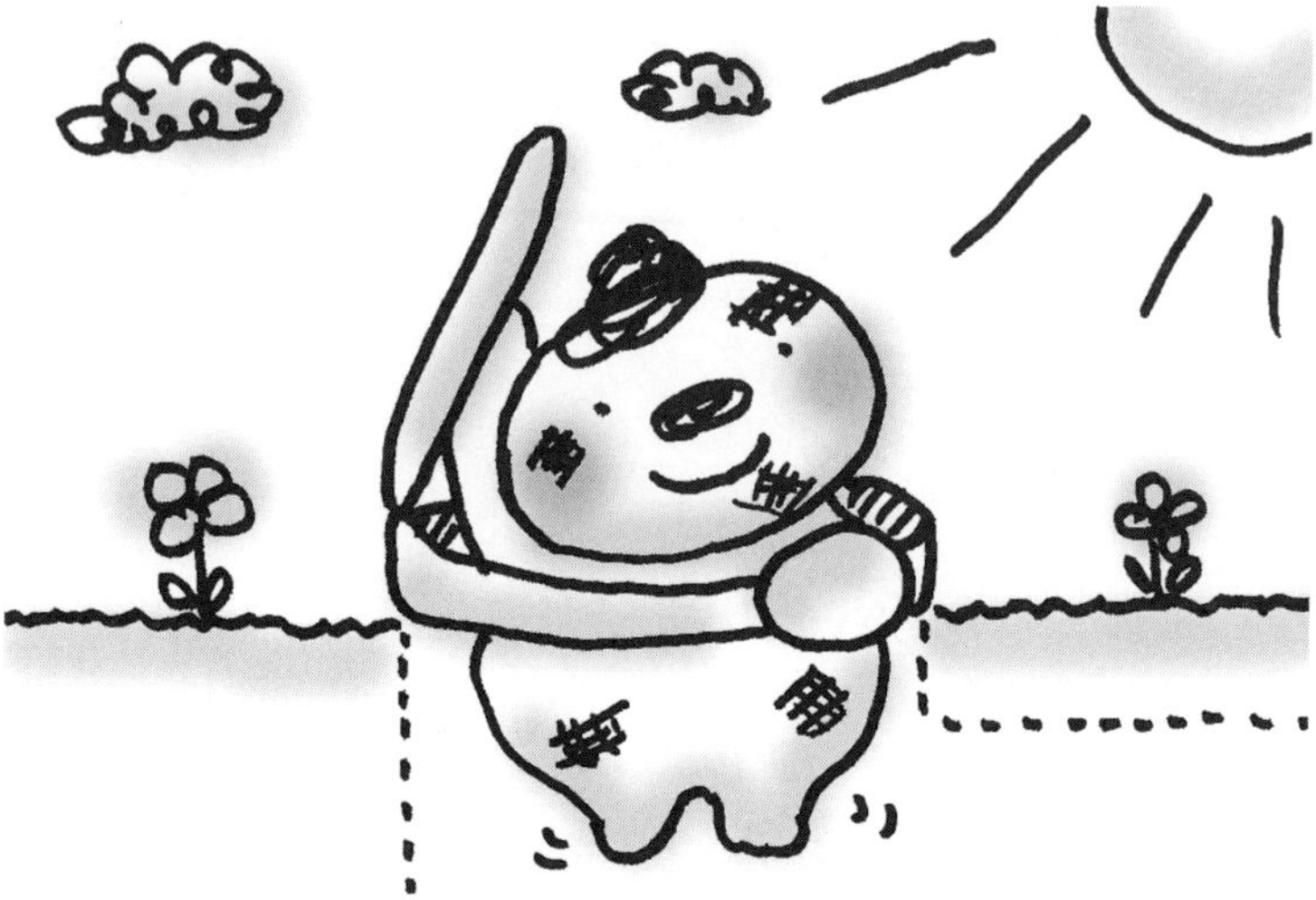

ようにすることが大事なのですね。

　さきほど、原田さんにずいぶんがんばっていただいたのですが、こういう場面を思い出すというのはとてもつらいことです。つらいけれども、事実を見ていくと、自分がそこに託していた思いや価値判断とは違った面が見えてくる。そうすると今までその事実に対して思っていたのとは違う部分があるわけです。確かにどもったという事実はあるけれど、それに対して子どもたちがどう思ったのだろうと想像するところから先は、自分が作り出している現実がある。そこを仕分けしていくことで、今まで見ていた現実とは違う現実が見えてくる。それが記憶の書き換えになる。

　自分が失敗したという記憶から、ここの部分はうまくいかなかったけれど、ここの部分はうまくいったとか、これからはこう工夫すればいいだろうとなってくると、失敗してしまったダメな事実から、うまくいった部分もあるという事実になり、今後役に立つ事実も見えてくる。事実にふくらみが出てくるわけです。事実を見ていくという作業は、つらいけれども、記憶の書き換えになるのです。

傷つくのは、失敗したところだけになるからです。あのときも失敗した、このときも失敗した、となると、傷つきになるわけです。そういうときに、ふくらみをもった事実にすることができるかが大事で、そういう形での振り返りができると、つらい体験が逆にプラスになってくるということですね。

伊藤　どもる子どもと向き合っているお母さんが、今度学芸会のようなものがあって、子どもはすごくどもるのに、立候補してしまった。さて、やめさせようか、どうしようかという相談を受けることがあります。僕は、そんなときによく言うのが、「どっちでもいい」なのです。つまり、成功してもいいし、失敗してもいいし、どっちでもいい。僕は、「どっちでもいい」主義をもっているのです。つまり、失敗したら失敗したで、落ち込みからどう立ち直ってくるかをその子は勉強していくだろうし、次はどうしたら成功するだろうかと工夫もする。失敗することはとってもいいことなんだよ、と言います。でも、成功することで自信がついたら、それもとてもいいことです。だから「どっちでもいい」と言うのです。

大野　そうですね。そのときにもうひとつあるとすれば、お母さんの存在が大事なんですね。つまり、成功したらよかったねと言う人がそばにいれば、すごく気持ちがうれしい。また、失敗したときも、どうしたらうまくいくだろうというアドバイスもそうですが、よくそこまでがんばったねと言える人がいると、マイナス体験だけではなくなるのですね。手を挙げて立候補して、やろうと思った、と。

伊藤　それだけでもすごいですよね。

大野　それだけでもすごい。たとえば信頼できるお母さんやほかの信頼できる人から言われると、それが成功体験になるのです。

伊藤　それが成功体験なのですね。

大野　それがあるから、うまくいかなかった部分も工夫しようという気持ちにもなってくる。そういう意味で、どっちでもいいけど、お母さんの存在は大きいですよ、というのが大事ですね。

伊藤　成功というと、一〇〇パーセントの成功、自分の思いどおりの期待どおりの成功、たとえば原田さんの例で言えば、自分が思い描いた、ここでみんながわっと笑ってくれて、ここでぐっとしまって、と、そういう授業ができたことを成功だとイメージすると、やはりほとんどの場合、成功というのは難しいですよね。

大野　難しいです。

伊藤　だから、成功するという幅をちょっと広げて、がんばったことも成功と思えると、こういう絵本をやる授業を考えついた僕は成功だと思えれば……、

大野　そうそうそう、それ、すごいですよね。

伊藤　すごいですよね。

大野　プラスの部分というのが、これはだめだと決めつけてしまったことで、がらっとマイナスに変わってしまうということになりがちですからね。

伊藤　私が、吃音はどう治すかではなくて、どう生きるか、どう考えるかだと、三十五年以上にわたってずっと言い続けてきたのは、自分の体験があったからです。二十一歳まで本当に深刻に悩んでいたのが、二十一歳から二十三、二十四、二十五と、年をとるにしたがって、ほとんど吃音については悩まなくなった。それは、吃音が軽くなったわけでも、どもらなくなったわけでもない。他人から愛されて認められて、どもりながらでもいろんなことがやれてきた。行動もそうだし考え方も変わったことによって、悩まなくなった。それは僕だけの経験だけではなくて、多くの子どもや大人の人たちも経験してきていることです。吃音そのものは変わっていないのに、目の輝きが全然違ってきたとか、いろんなことに挑戦するようになってきた。これはすごい大きな変化ですよね。

大野　そういうふうに、考えが変わることで行動も変わる。行動が変われば、結果も変わってきますし、そこはすごく大きなことですよね。

伊藤　そうなのですが、なかなか世の中はそうは考えてくれません。やっぱり吃音は治したほうがいい。がんばったら軽くなったり、しゃべりやすくなったりするのだから、吃音をコントロールしたほうがいいという。僕たちの考え方に共感して後押ししてくれる人はいるのですけれども、大きな流れにはなかなかならない。精神科の領域のなかで、認知療法・認知行動療法は、かなり普及しているのでしょうか。どういう状況なのですか。

大野　まだ普及はしていないですね。アメリカ、ヨーロッパではかなり普及しています。たとえば、うつ病や不安の問題に対しては広く使われるようになってきているのです。最近も、イギリスの心理の人と話をしたのですが、ブレア首相とその人が五分間だけ話す機会があったときに、認知療法の話をしました。すると、認知療法の専門家を一万人作るというのが政府の方針になって、トレーニングの機会を増やして、専門家を一万人作るというプロジェクトを始めたそうです。

その意味では、世界的には一般的になってきていますが、日本の場合、まだなかなかトレーニングする機会が少ないですし、またいくつか問題がある。たとえば精神科の診療では、そんなにゆっくり話して相談をするのは、お金になりません。三分間でも三十分でも一時間でも同じ点数ですから。また、いわゆる臨床心理の専門家たちが、まだ国家資格として認められてはいないので、医療場面で活躍できる場面がないために活躍できません。そうするとなかなか広がりが出てこない。国としては少しずつ変えようとしているところで、これから少しずつ変わってくると思いますけれど。日本ではこれからというところだと思いますね。

伊藤　そうなのですか。

大野　日本認知療法学会というのがあって、そこは人数が増えてきて、今一〇〇〇人近い会員がいるのです。大体毎年一〇〇人から二〇〇人増えてきています。発足したのが数年前ですが、最初一〇〇人前後の会員だったのがずっと増えてきているので、そういった意味ではさきの展望は明るいのではないでしょうか。

伊藤　明るい、よかったですね。大野先生が認知療法に興味をもち、関心をもち、そしてこれを日本でなんとか広げようと思われたきっかけというのは、何かあるのでしょうか。

大野　私はアメリカに行っているときに出会ったのです。私は留学前、精神分析の勉強をしていて、精神分析の勉強にアメリカに行ったのです。アレン・フランセス（Allen Frances）という私の親しくなった先生について学んでいたとき、その人がいろんな治療法を身につけるといいよというので、いろんなことを教えてくれるスーパーバイザー、つまり指導者を紹介してもらった中に認知療法があったのです。

さっきおっしゃっていただいたみたいに、その人のもっている力をうまく生かすというところ、もうひとつは、私たちが日常でやっているような気持ちの切り換え方、対処法というのがずいぶん含まれている。それをまとめたようなもので、使いやすいのです。これはなかなかいいのではないかというのがあったのです。もうひとつは、臨床場面で、医療場面で、薬と同じくらいの効果があるというデータが出ているのに、日本ではほとんど普及していないので、なかなかおもしろいのではないかと思い、帰国してきて紹介をし始めたところ、みなさんが関心をもってくださったので、いろいろ活動しているというのが現状なのです。

ただ、帰国する前は若干不安で、ほとんど臨床でやっている人がいなくて、専門家といわれてきちんとみんなに伝えられるだろうか、と思ったのです。私のスーパーバイザーがバルク・フィッシュマン（Baruch Fishman）というがんの痛みのコントロールをやっている人なのですが、「みんなが知らないのだったらチャンスじゃあないか。何を言っても分からないのだから」（大爆笑）と言うのを聞いて、「ああそうか」と思って、ちょっと気が楽になりました。

伊藤　なかなか普及していかないことよりも、ここまで広がってきたという、そんな感じがお強いですか。

大野　そうですね。医療場面でもそうですし、たとえば今回のような想像もしなかった、吃音の方々から呼んでいただいたというのは、とてもうれしいです。

伊藤　ありがとうございます（笑）。

大野　医療場面以外で理解していただいたり、使えると思っていただいたりするのはとてもうれしい気持ちがしました。

伊藤　私たちが勉強してきた論理療法ですと、子どもには少し難しいというところがあるのですけれども、昨日からずっと勉強してきて、これはひょっとしたら小学生にも使えるなあという感じはしているのです。そこで、子どものための練習帳という本もありますけれども、今不登校になっているなど、吃音だけではなくて、苦戦している子どもたちに使っていけそうですね。

大野　使っていけると思うのですね。子どもたちも同じように自分で決めつけている部分、こうなのだと思っている部分があるので、本当にそうなのだろうかと確かめてみる、というそのやり方というのはいろんな年代でできますね。先日、慢性のうつ病の治療をしているマッカロー先生（James P. McCullough, Jr）と話をしました。その人の理論は、慢性のうつ病の人は、五歳、六歳の子どもと同じような考え方をしているというものなのです。それで、その人の治療がなぜ注目されたかというと、六〇〇人くらいの二十年選手のうつ病の人の治療をして、薬と同じくらいの効果を出したということを、二〇〇〇年に『ニューイングランドジャーナル』という医学では有名で最高の雑誌に発表して、注目されるようになったのです。

五歳、六歳の子どもとどういうところが同じかというと、自分で決めつけて、現実をあきらめている点です。自分の行動が現実を作り出していることに気づいていない。つまり、ひきこもっているから変わっていかないのに、やっぱり変わっていかないのだ、現実が変わっていかないのだと思い込んでいるのです。だから、それをどう変えていくかを一緒に考えていくことが大事なのですね。自分がこうなりたいという現実と実際そうはいかなかったという現実が、当然あるわけです。そのギャップをどう埋めていくか、自分の行動のなかでどう埋めていくかを考えていくと、少しずつやる気につながっていきます。

たとえば、また原田さんの場合ですが、授業のここで笑わせたいと予定したのに、そこに行く前にどもってつっかかってしまった。それはとてもがっかりするところですけれども、そこであきらめてしまうと、その状況は何も変わりません。それでは、自分が期待した現実に少しでも近づけるためにはどうすればいいか。どうすればよかったのかと考えるところに工夫が生まれてくるのです。
そこの工夫をあきらめているところが、慢性のうつの人の、困った問題につながっていくのだという考え方なのです。これは、ピアジェの考え方を使うと、五歳、六歳の思考パターンに似ているのです。自分中心になっている。そういう意味では、五歳、六歳の子どもだろうと、大人だろうと、うまくいかないときは同じ思考パターンになっています。「実際に行動してみようよ。そのうえでもう一度考えてみよう」というところは、年代にかかわらず使える発想ですね。

伊藤 僕が大事にしているのが、「まあいいか」というのと同じような意味で、もうひとつあって、「とりあえず主義」というのがあるのです。「とりあえずやってみようよ。ここまでずっとやってきたパターンがだめだったのだから、ちょっと違うことをとりあえずやってみようよ」と提案をすることがあるのです。だけど、「とりあえず」というのがなかなかできない人がいるのですよね。

大野 そのときも、おそらく、とりあえずと言われても、「だけど……」、になるのですよね。では、「だけど」っていうのは一体何なのかと考えると、それがやっぱり認知の問題になってくるのですね。行動を妨げる考えが、そこで動き始めるのです。だから、ほんとにそうなのだろうか、その、だけど、の後を一緒に考える。

伊藤 なんで抵抗をするのか、抵抗の源を考えるということです。

大野 そうですね。英語でも、“Yes, but……” という、「はい、分かりました、だけど」という、行動を妨げることばがあるのですが、日本語でも同じで、それを一緒に考えることで、たとえばこのコラム表を考えることで、とりあえずの行動につなげていくことを考えていくことは可能かなと思います。

伊藤　そろそろ最終のまとめに入りますけれども、僕はスキーマというのは、論理療法で言えば、非論理的思考であり、そして自己概念でもあるだろうと考えています。そのスキーマに対してそれをちょっと揺すったり、やわらかくしたりするなどヒントのようなものはありますか。

大野　これもやはり行動を通してやっていくのだと思うのです。たとえば、「どもる自分はダメな人間だ」という自己概念があったとすると、ほんとにダメなのかどうか、ではダメというのはどういう意味でダメなのかをもう少し具体的に考えて、それを実際の行動とか現実の中で確認していく。どもってうまくいかない部分もあるけれども、うまくいく部分もあると、バランスをもってみれるようになってくるというのが、役に立つのかなと思います。現実を通してということですね。

伊藤　考え方をやわらかくするために、臨床家なり、セルフヘルプグループのリーダーなりという人たちが情報提供することも大切ですよね。

大野　それはとても大切です。やはり情報がないとどうしても判断が偏ってきます。

伊藤　偏りますよね。

大野　いろいろな専門家の話も大事ですし、同じような体験をしている人の情報も、「あっ、こんな工夫があったのか」というのも大切で、とても大事ですね。

伊藤　それと、ネットワークをつくって多くの体験を集める。こんな人間がいるよ、などとその人のことを積極的に話していったら、自分が困ったときに、「原田さんはどういうふうに考えるだろう。原田さんならどうだろうか」と、その人から具体的な直接的なものをもらっていないけれども、多くのヒントが得られると、ご本の中に書いておられましたけれども。

大野　やっぱりそういうところはあります。そういうのをとり込んで、いかに自分の考えを整理していくかというのがありますね。

伊藤　はい。ここまで来ました。ここにご参加のみなさん、少しは吃音のとらわれや苦しみからどう解放されるかについて、少しは整理ができましたか。どうですか。あれ、返事がないということはまだできていないということでしょうか（笑）。

大野　できているのではないですか（笑）。

伊藤　ああ、そうですかね。それが事実でしょうか。

　昨日はたくさん参加者から質問が出て、それにていねいにお答えいただいたので、今回の対談は質問の時間をとらずにここまできました。対談を通してのことでもいいし、昨日からの勉強のことでもいいし、何かご質問がありますか。みんなで話してみたいということでもいいですし。何かありましたら、どうぞ。

3　質疑

参加者28　先生が臨床をされていて、さまざまな問題がもち込まれてくると思うのですが、心理療法にはいろんなアプローチがありますね。認知療法でほとんど片づくのか、そうではなくてこういう問題はまあ一部は使ったとしても、全部は認知療法ではいかないという経験もおありなのでしょうか。そういう場合には折衷、いろんな心理療法をよくする人はいろんな療法を折衷的に使うということを聞いたりしますが。

大野　そういうことはあまり難しく考えないようにしているのですけれども、ベックが言っていたのですけれど、認知療法のポイントはふたつあります。

ひとつは聞くときにとにかく「そのときに何を考えましたか」と聞けばいい（笑）。それをもとに一緒に話し合って考えていけばいいんだ。そこでよくなってくれば、それが認知療法で、よくなってこなければ認知療法ではなかったということです。それくらいのおおざっぱな切り口でいいと思うのです。

ただ、私自身は考えに焦点をあてるという意味で認知療法はいろんな状態に対して役に立つと思っています。そのときにあまり型にはまった感じではなくて、その人の気持ちを大切にしながら話をしていくことが大事だと思います。

もうひとつは、その人その人の型がある、話し方のパターンがある、それを大事にされることですね。技法よりもその人の持ち味みたいなのがありますから。それは私が若い人と勉強するときによく話をするのですが、お相撲みたいなものだとよく言います。お相撲というのは、腰を落として脇をしめてという基本形があります。ところが、幕内上位になると、その人の型があって、あんなに腰が高くて基本形でない人でも強かったりするわけです。自分の型にはまるとなかなか強いということがあって、やっぱりその人がやっていらっしゃるご自分のやりやすい形を使うことが大事です。そうしながら、だけど、認知に、考え方にポイントをあてていく、それが認知療法なのかなと思います。

だから、あんまり折衷かどうかというのは気にしないで、つまり役に立つのならとり入れればいいと思うのですね。そのなかでご自分の型を作っていかれるのが大事かなと思います。

参加者29　もしかしてスキーマに気がついて、落ち込むということはありますか。夕べから自分のことを実感して自分のこととして聞いたり、原田さんの面接を聞いたりしていて、吃音の自分を否定する気持ちが生まれたと同時に、吃音を否定することはどもる人を否定することにつながるからしたくないという、ここの葛藤がいちばん大きいのだよと言われたときに、先生が今回は自動思考に焦点をあてましたとおっしゃったことと、夕べ書いてみた体験から自分は混乱して、揺さぶられるところがあって、やばいなあと思っているのですけれども、自分で気がつけるかなあという感じです。

大野　スキーマに気づいて落ち込むときというのは、それをマイナス面でとらえていらっしゃるときだと思うのです。そのことにプラスの部分もあると考えられればいいですね。どもる自分はダメだと思っているところは、確かに変えたほうがいいだろうと思うのですが、一方でそういう気持ちがあるからいろいろ工夫をされるということもあるかもしれません。また、自分の吃音を否定することが吃音の人たちを否定することになるという考えは、ある見方をすれば、人に対する思いやりとか一種の連帯感の表れで、とてもいい考えだと思うのです。ですから、プラスの部分をどう見つけるかということが大切になってくるのだと思うのです。

もうひとつは、スキーマというものがどういうふうに自分の足をひっぱっているのか、と考えることでそれがマイナスの形で出てきたときにどう対処するかというふうに話をもっていかれたら、必ずしもマイナスの体験にはなってこないように思うのですが。

後は、おそらくこういう多くの人がいらっしゃるときには話しにくい思いとか考えとかがおありだと思うので、それをもう少し細かくみられると、その「バット」の部分が変わってきます。やはりどうしてもいろんな体験とか思いがそこにくっついてきているから、一回分かったからとか、一回頭で理解したから分かるということではないだろうと思います。

参加者30　さきほどのスキーマですけれども、先生が精神分析からこういうふうに認知療法をされているということでしたが、スキーマは、精神分析でいう無意識に対応するものと考えたらよろしいでしょうか。

大野　図式的にはわりとそれに近いと思います。ただ、精神分析との違いは、精神分析の無意識の一番基本は、リビドーとアグレッションなのです。性的な欲動と怒りの欲動。それが無意識にあるというところが一番基本にあって、フロイドの性欲もそうですけれども、それがいろんな行動に反映されていると考えるわけです。そういったリビドー・アグレッションを想定した無意識ではないという意味では違うのですけれども、図式から言うと、意識、前意識、無意識というような局所論ふうな言い方をしますが、そこでは無意識から前意識に相当すると思います。自動思考は、前意識から意識、そのあたりに対応してくると思います。

参加者30　それでは、昨日、ロールプレイでしましたコラム表で、最後に出てくる代わりとなる考え、この考えで自動思考を変えていく、と考えていいですか。

大野　自動思考を変えていくということですし、自動思考に代わる考えをそこで考えます。もう少し幅広い見方をとり込んでいくということになりますね。

参加者30　それで自動思考を変えることができたら、その次はスキーマが変わっていくというふうになりますか。

大野　そうですね。それを繰り返すことでスキーマが少しずつ変わっていくということにもなりますし、同じような自動思考が出てくるようだったら、それがスキーマということになります。

そのスキーマに対していろんな実験なり、試すような行動なりをしていくということになっていきます。

参加者31　先生は大学の先生もやっていらして、ＮＨＫのテレビ出演などでもいろいろご活躍中ですけれども、著書もたくさん出していらっしゃる。ご多忙のなかでどのくらいの時間で一冊の本を書かれるのでしょう（大爆笑）。

大野　これは、本によります。書き始めて二年三年と出ない本もありますし、わりと売れている本で、『こころが晴れるノート』（創元社）という比較的ページ数の少ない本がありますが、これは二週間くらいで書きました。気の乗り具合とか時間の使い具合でずいぶん違いますね。ですから、何とも言いようがない。確かに時間がなかなかつくれないので、たとえば、こういうところに来る途中の電車の中とか、そういうときに書くことが多いです。

参加者32　昨日のお話のなかで、うつのことが出たのですが、うつになりやすい特徴として、自分自身、周りとの関係、将来の三つを否定的に考えるとありましたが、私の場合、見事に三つともあてはまるのです。自分を否定して、周囲の関係がぜんぜんダメ。吃音が治らなければ将来はないと考えてしまう吃音の人の場合は、うつになる可能性が高いかなあと思いました。これは一般的なことですが、今、一億総うつの時代とか言われていますが、うつにならないコツがありましたら、お聞きしたいです。

大野　なかなか難しいです（笑）。逆に言うと、誰でもうつになるのです。コツとしては、今回お話ししたなかで言えば、考え方を柔軟にすることですね。

たとえば、ひとつの事実は事実として見て、そこに価値判断をセットにしない。これはダメだとかにしてしまうと、考え方が硬くなるということがあります。ですから、プラスマイナスをバランスよく見ながら、事実は事実として見ていくことがひとつですね。

私は、三つのCといって、コグニション（認知）とコントロール感覚、そしてコミュニケーションが大事だと思っています。コントロール感覚では、自分が何かをしているという感覚を大事にします。自分の力ではどうすることもできないと考えるとむなしくなって、やる気がなくなって、どんどんと元気がなくなってくるということになります。問題があったらそれに対処して、自分がやっていることに意味をみつける。

今日お話ししたなかにひとつあるのは、原田さんの場合、スムーズに話すことが授業で大事だということは一理あるのですが、それ以上に大事なのは、ことばの意味を伝えていくことです。それがどの程度自分でできたかを考えると、スムーズにできたということ以外の本来の意味という、もっと大事なことが、みえてくるわけです。それが、自分が状況をコントロールしている、自分が何かやれているという感覚につながってくる。

三番目のCのコミュニケーションでは、人と人とのつながりを大切にします。それを大事にして、それを維持できるかどうかはとても大事です。うつというのは喪失感と関係していますから。どうしても最近の世の中は競争が激しくなって、人と人とが争う。経済的に厳しくなってくると、人と会ったり人と出かけたりする機会が減ってくる。どうしても人間的なつながりがなくなってくるので、やっぱり人間的なつながりをどう維持していくか、大事にしていくかですね。その意味では、今日のお話ではお友だちもそうですけれども、生徒さんの関係も、お互いに助け合う、お互いに支え合う関係になっているかどうか。ちょっとお話ししたように、原田さんが授業でどもって困ったことなどをクラスで伝える、交流するというのも大事ですし、一対一で教師が生徒と個人的につながるということは生徒にとっても教師にとっても意味のある体験だと思うのです。そういうことを大事にしていただくことが、うつとか精神的なつらさを強くしないために大事かなと思っています。

参加者33　今、誰でもうつになる、偏った考えの人がうつになりやすいとおっしゃったのですが、私は偏った考えをもっていると思うのですが、うつにならないような気がしているのですが（笑）、うつになる可能性は楽しみにしていいですか（大爆笑）。

大野　二つあって、ひとつは偏った考えというのは、どうしてもマイナスのほうばかり見てしまうというところなのですね。本当はいろいろできていらっしゃるのに、できていないところばかり見てしまう。たとえば完璧主義の人がうつになりやすいというのは、そういうことです。これができていない、あれができていない、これはダメだと考えるとゆううつになりやすいという意味なのです。もうひとつは、自分ひとりでがんばりすぎてしまうと、つらくなってくるので、人とどうコミュニケートするかが大事になってくる。そこから、やっぱりダメだとひきこもってしまうというのも、これも偏った考えです。お話をうかがっていると、わりとそうではないような（笑）、今の性格を大切にしていただくといいでしょう（大爆笑）。

参加者33　大丈夫だと思うのですが、どもりと一緒で人間って変わっていくと思うので、またそのときはよろしくお願いします。

大野　はい、まったくそのとおりですね。やっぱり自分の苦手な場面にぽんと置かれると、強いと思っていた人が意外とがくっとなったりしますからね。

参加者34　先生はたくさんの本を出版していらっしゃいますが、そのなかでお薦めの本があれば、教えてください。

大野　お薦めの本ですね。何がいいでしょうね。私もよく分からないのです。本というのは、相性みたいなのがあるのですね、読んでみてよかったと思われるのが。私もいろんな本を読みますが、そのときによって違いますから。売れているのは『心が晴れるノート』（創元社）と『うつを治す』（PHP新書）みたいです。うつについて知りたいときに読んでいただいて、認知療法について知りたいときは、『心が晴れるノート』と『「うつ」を生かす』（星和書店）、これはちょっと刊行から時間がたっていて、最初に私が書いた本ですけれども。一般向けには、『「心の病」なんかない』（幻冬舎）という、日経新聞の連載をまとめて出した本があって、それはわりといいようです。ただ、私の本にかぎらず、本屋に行かれて、いくつか手にとって見られて、ああ面白そうだなというのもひとつの本の選び方としてはあると思います。

参加者35　私は怒られるというのがすごくショックで、さっきの電話の話のように、相手がいきなり怒りをもった話し方をしてきたときに、私はすぐに謝るのです。「申し訳ありません。ごめんなさい」と。最初ちょっと卑屈な感じがするのですが、そこからワンクッション置いて話せるかなと思うのですが、怒りへの対処の仕方について、先生はここでいろいろ工夫があると話をされたのですが、相手が怒っていると受けとったときの何か対処の仕方がありますか。先生のような優しい語り口だとすごく穏やかに話せると思うのですけれども、いきなりダーッと言われたときに私はどう受けとって返したらいいのでしょうか。教えてください。

大野　いやいや、教えるほどのことはないのですけれども。今おっしゃったように謝られるのがいちばんだと思います（大爆笑）。というのは、謝ってほしいと思っているから、怒っているのですね。それは、まず受けとめたほうがいいと思います。

そのときに、「いやそんなことを言っても」と言うと、「なぜ、この私の怒りが分からないのですか？」ということになってしまうので、かえってお互いにヒートアップしてしまう。今、おっしゃったように、謝るでもいいです。ちょっと冷却することが必要だと思います。というのは大事なことだと思います。ただ、もうひとつ、ふたつ言うと、やっぱり怒るときは人間つらいときが多いですね。あてがはずれたとか、つらいとか。私たち、とくに本当に怒って、こんな人なんか嫌だと思うと口をきかないのです。その人を避けるようになる。無視するのです。無視するのがいちばん怒りの表現としてはきつい表現です。怒りを表現するのは、まずそこにつながりがあるのです。ということは、何かつらさを分かってほしいという気持ちがあります。私たちはどうしても怒りという激しい感情を見てしまいがちなのですけれども、その裏にあるつらさというのがあるはずなので、それを同時に考えながら話をされるともう少しその人の気持ちに添った話ができるようになると思うのです。ですから、振り出しになりますけれども、怒りだけではなくて、もっとほかの気持ちがその裏にあるはずだと思って話をされると、謝った後にもう少し話を発展させていくには、いいのかなと思います。

伊藤 それでは時間がきました。最後に、この吃音という共通の問題、関心でここに集まっている人たちですが、七割方はどもる人なのですが、こういう当事者の集まりに来てくださって、何か感想がおありですか。

大野 さっきも言いましたけれど、こういう吃音というある意味で私の通常やっている臨床と違う場で関心をもっていただいて、そして呼んでいただいたことは、大変ありがたいことです。最初私もわりと人見知りをするほうなので、そんな長い時間無理ですよとなんとかお断りしようとしたのですけれど、断らずに来てよかったなあというのが正直な気持ちです。私もいろいろ勉強になりましたし、私の話が少しでもお役に立てればと思っています。ありがとうございました。

伊藤 ありがとうございました。あっという間に時間がきました。講演はもう数かぎりなくされていますけれど、こういうワークショップは初めてのご経験だとお聞きしました。そういう初めての経験を私たちにしてくださったこと、それに私たちが立ち会えたこと、大変ありがたく、大変うれしく思います。

「吃音を治すのではなく、吃音とともに生きる」という私たちの吃音への取り組みにまた新たな応援者ができました。私たちの取り組みを整理してくださって、さらにたくさんの新しいヒントもいただきました。本当にありがとうございました。

IV

認知行動療法と吃音

伊藤伸二

吃音はどう治すかではなく，どう生きるかの問題だとする考え方を，「吃音を治す・改善する」にいまだにこだわるアメリカ言語病理学と対比しながら整理しました。「どもる事実を認めて日常生活をていねいに生きる」日本の吃音臨床を，認知行動療法と関連づけて提案します。また，セルフヘルプグループで認知行動療法がどのように活用されているか，女子高校生の悩みをみんなで考えた，ある日の大阪吃音教室の様子を紹介します。

はじめに

人の悩みのほとんどは対人関係の悩みだと言っていいでしょう。対人関係、コミュニケーション能力の必要性が学校でも企業でも叫ばれる現代社会にあって、そのもっとも大きな手段である話しことばに課題をもつ、どもる人の悩みは深いものがあります。

吃音（どもり）は、「たたたたたまご」と音を繰り返したり、「たーまご」と引きのばしたり、言おうとしてもことばがつまり、「……」と一言も発せられない状態のものです。自分の名前なら誰もが空気でも吸うように自然に言えるでしょう。ところが、どもる人は、自分の名前が言えずに悩む人が実に多いのです。新学年の自己紹介、健康観察で「はい、元気です」の「はい」が言えずに苦戦している子どもがいます。職場では電話を受けたとき、会社名が言えない。また、職場で、「おはようございます」「お疲れさまでした」が言えずに、人間関係が気まずくなると悩む人がいます。

吃音の悩みは紀元前ギリシャ時代のデモステネスや宗教者モーゼなどで知られ、小説などでも描かれますが、一般にはなかなか理解されていません。「たかがどもるくらいで悩むことはない」。「どもりは治るはずだ。治らないのは努力が足りない。精神力が弱いからだ」。このような誤解や無理解がどもる人をさらに悩ませています。どもる人の悩みが理解され難いのは、人口の一パーセント程度の少数派であることだけでなく、本人自身が吃音をマイナスのものと受けとめて、吃音を隠し、話すことから逃げるため、身近に接する機会が少ないからだと私は考えています。

二〇一一年二月二十八日は、吃音が世界で注目され、伝えられた日になりました。アカデミー賞十二部門にノミネートされていた映画『英国王のスピーチ』が作品賞、脚本賞、監督賞、主演男優賞の主要四部門を獲得したからです。イギリス国王ジョージ6世は吃音に強い劣等感をもち、国民に、第二次世界大戦開戦のスピーチができるかどうかで悩みます。オーストラリア人のスピーチセラピストとの吃音の取り組みが、セラピストの家族から当時の資料が提供されたことで、貴重な実話の映画化が実現しました。吃音に悩み、スピーチを避けるために、国王に就任するのを避け続ける心情、スピーチすることへの不安は、吃音に悩んだ経験のある人なら、共感することばかりです。どもる人の悩みが過不足なく描かれています。この映画の公開で、少しは吃音を理解する人が増えるのではないかと期待しています。

一九〇三年、吃音に苦しむ弟のために、兄の伊沢修二・東京音楽学校校長（現在の東京芸術大学）が、ドイツに留学したとき考案して私的に始めた楽石社が、日本の吃音への取り組みの始まりです[1)]。

『英国王のスピーチ』に描かれているように、ヨーロッパ、オーストラリアなどでも、吃音治療が行われていましたが、本格的に、学際的に取り組まれ始めたのは、一九三〇年代からでしょう。

一九二六年、重度の吃音だったと本人が言う、ウェンデル・ジョンソン（Wendell Johnson）がアイオワ州立大学に入学し、実験的、臨床的研究が始まり、多くの吃音研究者が集まりました[2]。吃音研究・臨床の第一人者チャールズ・ヴァン・ライパーは、三十歳の時、吃音のために仕事に就けず、ろう者を装って農場で黙々とジャガイモ掘りをしていました。農場でさらに悩みを深め、絶望の果てに、アイオワ大学にたどり着きます。これら、吃音に深く悩んだ人々が自らの吃音を研究することで、現在のアメリカ言語病理学が発展し、吃音は言語障害の主要な研究臨床のテーマであり続けています。世界の吃音の臨床は多くの論争を経ながらも、大きな流れとしては、吃音症状に焦点をあて、「治す・改善する」の歴史が現在も延々と続いています。

私は、吃音に対する考え方が変わったことで行動が変化し、生き方が変わっていきました。この私自身の経験やその後のセルフヘルプグループの活動のなかで私は、どもる人の悩みは吃音症状から起こるよりも、吃音に対する受けとめ方、考え方によって起こるものだと気づきました。そして、「吃音はどう治すかではなく、どう生きるかの問題だ」と、四十年前から言い続けてきました。吃音の問題を生き方の問題だと考えていますので、「吃音治療」「吃音症状」などの言い方は使いたくありませんが、アメリカ言語病理学との論点を明らかにする意味で、あえて使うことにします。

日本吃音臨床研究会では、吃音ショートコースという、ワークショップを開いてさまざまな領域から学んでいます。「認知療法」については、大野裕先生が講師として来てくださいました。その記録が本書のⅠ～Ⅲですが、これを機会に私がなぜ吃音を認知の問題だと主張するのかを、私の体験、セルフヘルプグループの実践をふまえつつ整理します。

1　吃音の問題とは何か

認知行動療法で吃音をとらえる意義

「人間の気分や行動が認知のあり方（ものの考え方や受け取り方）の影響を受けるという理解に基づいて、認知の偏りを修正し、問題解決を手助けすることによって精神疾患を治療することを目的とした短期の構造化された精神療法である[3]」。

大野裕先生は、認知療法・認知行動療法を、こう説明しています。

このように理解すると、私が吃音に悩み、そこから解放されていくプロセスは、知らないままに、認知療法・認知行動療法の実践をしていたと言えます。

私は、吃音をマイナスのものと受けとったことで、吃音に強い劣等感をもち、吃音についての誤った思い込みやとらわれによって悩みを深め、悪循環に陥り、本来のしたいこと、しなければならないことから逃げ、不本意な生き方をしてきました。その後、同じように吃音に悩む人と出会い、吃音と向き合い、自分のもっていた数々の思い込みが、現実のものではないことに気づき、認知の歪みを修正し、行動し始めました。そして、吃音の悩みの悪循環から解放され、吃音とともに生きることができるようになりました。

私は常に自分が直接に体験し、私のからだを通り、浸みてきたものだけを手がかりに、自分の体験を吟味し、考え、整理してきました。そのなかから、吃音は、「どう治すかではなく、どう生きるかの問題だ」と確信し、「どもる事実を認め、日常生活をていねいに、大切に生きよう」と、一九七〇年頃から提言してきました。

この私の考えは、日本の吃音研究者、臨床家から反発や批判を浴び続けてきました。「吃音とともに生きる」ことは難しいというのです。ところが、私だけでなくどもる人のセルフヘルプグループに集まる人たち、吃音親子サマーキャンプに集まる子どもたちは、仲間の支えのなかで、吃音を治すことにこだわらず、吃音とともに生きています。小学三年生が、「どもる僕が僕だから、治らなくてもいい」と言い、女子中学生が、二〇〇五年十月十五日放送のＴＢＳの報道番組『報道の魂』のなかで、「私の個性だから、治らないほうがいい」とまで言っていたのには、私も驚きました[4)]。学童期・思春期を吃音に深く悩み、治りたいとばかり考えていた私には、とても想像できないことだからです。

確実な吃音治療法がなく、吃音が治っていないなかで吃音を否定しようが肯定しようが、現実には、子どもも大人も、吃音とともに生きています。その現実の自分を認めるかどうかの違いだけで、本人が決意しさえすれば、自覚的に「吃音を生きる」ことは、誰にもできることだと主張してきました。さらに、吃音は、決してマイナスのことばかりではなく、「吃音は、人生を考え、よりよく生きることに役立つテーマ」になり得るとも主張してきました。

精神医学や社会心理学、臨床心理学などさまざまなことを学ぶと、私が考えたことは、病気や障害、生きづらさを抱えた人、さらには、自分自身を生きようとする人々にとって、共通することが分かってきました。

創造の病い

深層心理学者アンリ・エレンベルガー（E. Ellenberger）は、『無意識の発見』（弘文堂、上下巻）のなかで、「創造の病い」ということばを使います。深層心理学の歴史をたどり、フロイド、ユング、アドラー等の伝記などを詳細に検討していくなかで、共通するものとして「創造の病い」をあげました。フロイドは中年期、強い神経症に悩み、ユングは統合失調症といえるような死と向き合うほどの精神的な苦悩を克服していくプロセスのなかで、精神分析やユング心理学をつくりあげていきます。彼たちの深い悩みや体験が、「創造の病い」として、新しい心理学を創造する原動力になったとエレンベルガーは言います[5]。

私が深く悩んだ吃音は、私にとって、まさに「創造の病い」でした。私は吃音に悩んだことをきっかけに、自分の内面に向き合い、さまざまなことを学び、多くの人と出会い、考え、自分の生き方を創造してきました。吃音は、対人関係のなかで起こる悩みであるがゆえに、人間的な悩みをつくり出します。吃音に向き合うことは、吃音が「創造の病い」となりうるのです。

吃音には、言語病理学という医療モデルの学問があり、言語聴覚士（スピーチセラピスト）による臨床がなされ、百年以上の歴史があります。しかし、「吃音を治す、改善する」はほとんど効果があがっていません。

一九八六年、私は大会会長として京都で第一回吃音問題研究国際大会を開催しました。海外十か国のどもる人、吃音研究者・臨床家が参加しました[6]。その後、国際吃音連盟が組織され、三年ごとに世界大会が開かれ、ドイツ、アメリカ、スウェーデン、ベルギー、南アフリカ、オーストラリア、クロアチア、アルゼンチンと続いています。大会では、世界最新の吃音研究・臨床、セルフヘルプグループの活動事情をもとに討議されますが、吃音の原因はいまだに解明できず、治療法もなく、治っていない現実が続いています。しかし、世界のどもる人々は、悩みながらも、自分なりの豊かな人生を生きています。そして、まだ悩みの渦中にある世界の人々に、国際吃音連盟として、手をさしのべようとしています。

このような現状に向き合えば、吃音を言語障害と考え、言語病理学だけで解決しようとすることに、限界があると私は考えています。

ユングも神経症者の症状を治そうとしていくなかで、症状をなくすことが中心的な課題ではなく、その人が人生をどう生きていくかが中心的な課題であることに気づいていきました。私が、「吃音はどう治すかではなく、どう生きるかの問題だ」と主張してきたこととほぼ同じだといえるでしょう。

悩みをもちつつ人がどう生きるかには、精神医学、臨床心理学、社会心理学、宗教、音楽、スポーツ、演劇など、さまざまな分野から学ぶべきものがあります。言語病理学がこれらのことを包括して、より幅広いものへと発展をとげればいいのですが、「治す・改善する」にこだわる、これまでの経過からみて、期待はできそうにありません。

「生活中心主義アプローチ」を主張する私は、吃音の原因やメカニズムの解明は言語病理学にゆだねるとしても、吃音臨床については、言語病理学から卒業すべきときにきていると思います。言語病理学に替わるもののひとつになりうるものが、認知療法・認知行動療法です。

ほかの障害や病気とは違う、吃音の独自性

なぜ、吃音は、当事者も吃音研究者・臨床家も吃音症状を「治す・改善する」ことにこだわり、そこから抜け出せないのでしょう。吃音の独自性を明らかにする必要がありそうです。吃音を「謎に包まれた障害」と言った人がいました。吃音は、独特の世界をもっています。吃音の独自

性に注目し、認識することが、私たちがなぜ、吃音治療ではなく、認知行動療法に取り組むかを明らかにすることにもなります。

⑴治ったかのような状態になる人がいる

ニュースキャスターの小倉智昭さん、女優の木の実ナナさんなど、吃音に悩んだ時期がありながら、話す仕事についている人は少なくありません。その人たち本人が「私は吃音です」と言わないかぎり、周りの人は吃音だとは分からないでしょう。私も一時期、人前ではほとんどどもらなくなりました。しかし、自分の名前や住所を言うとき、電話などではよくどもっていました。小倉さんも、仕事のときはどもらなくなったが、家族や友人といるときはどもると言い、吃音は治らないとして、自分を「吃音キャスター」といっておられます。木の実ナナさんも、フーテンの寅さんの映画（『男はつらいよ　寅次郎わが道をゆく（一九七八年）』で、渥美清さんに「おにいちゃん」のセリフが言えずに二日間撮影がストップした経験があります[7]。

アナウンサーや俳優として、仕事として言語訓練のようなものを日常的にしながらも、吃音は治っていないと本人は言います。また、子どもの頃どもっていたけれども、治ったという人、以前よりどもらなくなった人もたくさんいます。しかし、それらの人は、吃音を治す努力をせず、自然に変わっていった人たちです。私はこれまで、数千人以上のどもる人に会っていますが、「吃音を治す」を目標にして、必死に努力した結果治ったという人は、ひとりも知りません。ところが、治ったかのような状態になる人が少なくないために、「吃音は治る」と言われ、治るとの思いが捨てきれないのだと思います。

(2)吃音は人や場面によって症状の出方が違う

吃音は、場面によって症状の現れ方が変化します。普段は流暢に話せているのに、人前ではひどくどもったり、今まで流暢に製品の説明をしていた営業マンが、突然名前を尋ねられて「……」と名前が言えなかったりします。木の実ナナさんは、それまで撮影が順調にすすんでいたのに、急に「おにいちゃん」のセリフが言えずに二日間撮影がストップします。子どもに教室で教えるときは問題なく教師生活を送ってきた人が、卒業式で子どもの名前が言えないと悩みます。どもるときと、そうでないときの差が大きいのが、吃音の特徴的なことです。多くの人は、常にどもるのではなく、どもったり、どもらなかったりするのです。どもらないときの自分と、名前も言えずに立ち往生している自分、どちらが本当の自分なのかと思うと、どもる自分を認めるのが難しいのです。身体的な病気や障害が、場所や相手、自分の気持ちの持ち方、考え方によって、症状が出たり出なかったりすることはないのではないでしょうか。

(3)吃音はその人の意味づけによって変わる

「吃音は障害か、病気か、癖か」。子どもたちからよく受ける質問です。吃音には障害者手帳は交付されず、厚生労働省は「障害」とは認めていません。しかし、言語障害として、言語病理学で扱われています。「病気なら、いつか治るだろう」「いや病気でも治らないものはある」などと、子どもたちは真剣に話し合っています。自分の吃音を友だちにどう説明するか、子どもたちも困っています。「障害、病気、癖、個性、特徴など、自分がそうだと思うことばで説明したらいいよ」と、子どもたちに言います。どうとらえるかは、本人の考え方次第になります。このようなものは、吃音以外考えられるでしょうか。

⑷対人関係のなかでだけ問題となる

吃音は一人でいるときはあまりどもらないし、どもったとしても何の問題もありません。他人の目を意識することで問題が発生します。どもる事実を認めて、どもりながら話していけば、対人関係のなかにおいても吃音はほとんど問題となりません。ところが、吃音に悩む人は、「結婚式のあいさつ」「学会発表」「卒業式」など、どもってはいけない場があると思い込んでいます。ところが、卒業式で子どもの名前が出ずに、教頭先生に代わりに言ってもらった教師がいます。どもりながら学会発表する人はたくさんいます。「どもってもいい」と考えることができたら、対人関係の悩みは少なくなります。

吃音を隠し、話すことから逃げ続ければ、どもる前の不安や、どもった後の恥ずかしさから解放されるでしょうが、本来したいこと、しなければならないことから逃げるため、常に不全感に悩まされます。そうしてきた私は、同じ悩みをもつ人と出会う二十一歳の夏まで生きている実感がもてませんでした。

⑸症状が改善すれば、その人の問題が軽減するとはかぎらない

身体的な病気や障害なら、症状が改善されれば、生きやすくなり、これまで問題となっていたことが軽減されるでしょう。しかし、吃音は症状が改善されれば問題が解決するような単純なものではありません。改善されることで悩みが深まることも起こりうるのです。

症状が他人からみて目立たなくなると、かえって、人前でどもりたくないと、吃音を隠す気持ちが強まる場合があります。ますます完全に治ることへとらわれていくのです。

吃音の症状の目立つ人が、どもりながら堂々と生きている一方、伴侶でさえ吃音であることが分からない程度でありながら、深く悩む人がいます。症状の軽い重いがその人の悩みや問題の大きさを規定していないのです。だから、訓練によって症状がどの程度改善されれば、その人がこれまで避けていた人生の課題に向き合うことができるか、マイナスの感情が和らぐのか、改善数値目標がないのです。症状の改善が、その人の幸せに必ずしも結びつかないのが、吃音の大きな特徴だといえます。言語訓練で吃音が改善されたり、吃音をコントロールできるようになることよりも、吃音についての受けとめ方が変わったほうが、人生に大きな影響を与えるのです。ここに、吃音にとっての認知行動療法の意義があります。

(6)劣等感の直接的補償をしている人は少なくない

アドラー心理学では、劣等性、劣等感、劣等コンプレックスを区別します。客観的な劣等性があっても、主観的な劣等感をもつとはかぎりません。また、人生の課題から逃げる、劣等コンプレックスに陥らない人はたくさんいます。私たちは自分のもつ理想と現実のギャップに直面し、劣等感を感じます。ギャップを埋めるために努力しますが、それが「補償」です。補償には、直接的な補償と間接的な補償があります[8]。

直接的補償とは、子ども時代に体が弱かった人が体を鍛えてスポーツ選手になったり、学業成績の悪かった子どもが、そのことをバネにして勉強し、偉大な科学者になるなどです。吃音に悩んだ人が、アナウンサーや弁護士、落語家や俳優になるなど、劣等感の元であった話すことにあえて挑戦して実現しています。

間接的な補償とは、劣等性はそのままに、別の方向で努力することを言います。吃音で言えば、話すことに向かわずに、小説家や映画監督や科学者になるなどです。ノーベル物理学賞の江崎玲於奈さんは、自分がサイエンスに向かったのは、吃音のために対人関係が苦手だったことが影響しているかもしれないと言っておられます。ほかの病気や障害の場合、間接的な補償はよくみられることですが、吃音の場合は、直接的な補償もよくあることなのです。これも吃音の特徴です。吃音というある意味劣等性といえるもの、劣等感からおこる困難は、どうすることもできない問題ではなく、向き合い、解決できる課題と考えることができるのです。「創造の病い」になりうるのです。国王、首相、実業家、芸術家、小説家、科学者、俳優、スポーツ選手などあらゆる分野でどもる人が活躍しているのはそのためです。

(7) どもることは、メンタルなもの、精神的なものとは一概に言えない

人前では緊張してうまくしゃべることができない人は少なくないでしょう。一般的にみられることなので、どもっている人に対して、「緊張しているから」「あわてているから」「精神的に弱いから」「ストレスが強いから」などと言われることがあります。吃音の専門家のなかにもこのようにとらえ、大昔からある催眠療法や緊張をとるためのリラクゼーションやメンタルリハーサル法、系統的脱感作法などでアプローチする人がいますが、ほとんど役に立ちません。緊張していなくても、あわてなくてもどもりますし、逆に緊張しているときほど、どもらないという人も少なくありません。私もリラックスした場のほうがどもり、大勢の人を前にしての講演など、緊張する場だとあまりどもりません。子どものなかにも、家で家族と話すときはよくどもるが学校での音読や発表やセラピストの前ではあまりどもらないという子がいます。

吃音は、不安や恐れと関係しますが、長年どもっていると、生理的なものになり、精神的なものに関係なく、どもったり、どもらなかったりします。だから、どもるどもらないに一喜一憂しないことが大事なのです。精神的なものや感情よりも、自分がどのような行動をしているか、それは、どのような考え方や受けとめ方からくるものなのかを探ることのほうが、現実的な対処に

なるのです。

2　私の体験を認知行動療法で整理する

吃音をマイナスのものと受けとめ、悩みの世界へ

〈学芸会の体験〉

小学二年生の秋の学芸会。私は主役ができるものと信じていましたが、セリフのある役から外されました。私はクラスの人気者で成績が一番でした。国語の音読や発表なども大きな声で積極的にしている私がなぜセリフのない役なのか、私には吃音以外に理由は考えられませんでした。私はそのとき初めて吃音をマイナスのものと意識し、強い劣等感をもちました。

教師のマイナスの評価に影響を受け、私が吃音をマイナスのものと意味づけたために劣等感をもち、悩み始めました。吃音は認知行動療法が役に立つと主張する出発点です。

状況　主役になるだろうと信じていた学芸会で、主役どころか、セリフのある役をさせてもらえなかった。

気持ち　①悔しさ　②怒り　③恥ずかしさ　④むなしさ　⑤悲しさ

自動思考　①どもりだからセリフのある役から外されたのだ。
②セリフがない役なんてしたくない。
③劇の練習の時間がみじめだ。
④僕が主役だと思っていたクラスの友だちは、僕をダメな人間だと思っただろう。
⑤どもるのは、悪い、劣った、恥ずかしいことなのだ。

根拠　当時は、成績のいい子から役が与えられていた。成績はクラスで一番で、活発でクラスの人気者だった私は、主役でなくても、少なくともセリフのある役が与えられてもおかしくない。セリフを言わせてもらえないのは、どもりのこと以外には考えられない。

「どもる私はダメな人間だ」（自分に対する否定的な考え）
「どもる人間につきあってくれる人などいないだろう」（周囲に対する否定的な考え）
「どもる人間は将来まともな仕事につけないだろう」（将来に対する否定的な考え）
私は、学芸会の出来事によってこのような悲観的な考えに支配されたために、行動にも変化が現れました。どもるのが嫌さに音読や発表だけでなく、クラスの役割や、しなければならないこともしなくなりました。勉強も遊びもせず、すべてに消極的になると、経験をしないために喜びや達成感を体験することがなくなりました。そして、どもりだから仕方がないと、自分の問題に向き合わなくなりました。みんなが敵に思えて、友だちに話しかけられなくなり人と交流ができなくなりました。

学芸会の稽古が始まり、学芸会が終わる一か月ほどの間に、こうして私はまったく別人になっていました。楽しかった学校生活は、暗い、つらいものへと変わりました。どもっているのは仮の人生で、どもりが治ってから本当の人生が始まるのだと、勉強もスポーツも遊びもしない無気力な学童期・思春期を生きました。どもりが治らないかぎり私の人生はないと、吃音が治ることだけを夢見ていました。

〈思考―気分―行動の悪循環〉

「誰も僕のことをかまってくれない」「仲がよかった友だちから嫌われた」そう考えると、悲しくなり、学校生活は楽しくなくなり、何事に対してもやる気がなくなりました。このような気分から、自分の殻の中に閉じこもり、「自分はダメな人間だ、誰もが僕のことを無視する」と考え、クラスや学校に私の居場所はなくなりました。この悲観的な考えが、気分に、行動に影響を与え、その行動のために悲観的な考えがさらに強まりました。友だちの輪の中に入らないために、ますます孤立し、やっぱり「僕はひとりぼっちだ」と確認し、寂しい、悲しい気持ちが強まり、さらに自分の中に閉じこもるという悪循環に陥りました。どもりたくないために、話さなければならない場面からことごとく逃げるようになりました。今思い出しても悔しくなる出来事がありました。

私は高校に入学して、中学で三年間続けていた卓球部に入りました。入学式で見初めた女子生徒が卓球部に入っていることを知って喜んだのもつかの間で、男女合同合宿があることを知らされました。合宿ではきっと自己紹介がある。「自己紹介ではきっと名前が言えずに、みじめな姿を好きな彼女の前でさらすことになる」。そう考えた私は、さんざん迷い悩んだあげくに、合宿の前日、自己紹介をしたくないだけの理由で、好きで、続けたかった卓球部を退部しました。それからは、少しでも嫌なこと、困難なことがあると、直面することなく避け続けました。話す場面を避けるためにますます話せなくなり、自信がなくなり、不安が強くなり、ますます話す場面を避けるようになりました。話せない人間が、将来、どんな仕事につけるかと思うと夢や希望がもてませんでした。ただ、どもりを治すことだけが私の夢でした。

吃音の悩みからの解放

〈同じ悩みをもつ人との出会い〉

一九六五年、二十一歳のとき、東京正生学院という民間吃音矯正所に行きました。全国から三百人ほどが来ています。悩んでいたのは私だけではないと、まずほっとしました。

◇いたずら電話と間違えられて切られた。

◇得意先から、「電話を代われ」と怒鳴られた。

◇学科試験ではいい成績で合格したが、面接でどもりを治せと言われた。

どの話も、「その気持ち、分かる」という話ばかりです。消極的、無口と言われていたのが嘘のようにしゃべりました。「どもりたくない」「どもってはいけない」と考えていたから、私は消極的になっていただけの話でした。「どもってもいい」と考えられる環境のなかでは、私は積極的になりました。朝から夜遅くまで語り合い、必死に訓練にも励みました。

院長の「吃音は必ず治る」という、呼吸訓練やゆっくり話す発声練習はまったく役に立たなかったのですが、副院長の、「どもってもどんどん話そう」の考え方は役に立ちました。不安や恐れがあっても上野公園の西郷隆盛の銅像の前、山手線の電車の中で弁論をしました。「どもっていれば人は話を聞いてくれない」と思い込んでいたのが、人は聞いてくれました。なかには、

「がんばりなさいよ」と声をかけてくれる人もいました。

同じように吃音に悩む人と出会い、話し合い、行動するなかで、ひとりで悩んでいたのでは気づけなかったことに気づいていきます。
・どもっても話し続けることができる。
・どもっても人は話を聞いてくれる。
・どもった後も、恥ずかしさ、罪悪感、嫌悪感をもたないこともある。
行動し、考え、気持ちを味わい、私は、吃音に悩んでいたときにつくり、がんじがらめになっていた悪循環の強い呪縛から抜け出すことに成功しました。どもるのが嫌さに話さないよりも、どもっても話すほうがずっといいと体験しました。これまで、どもるからできないと考えていたことが、すべて私の思い込みで、どもっていたらできないことなど、何一つないことも知りました。どもっていれば恋人などできるはずがないと考えていたのが、「どもりながら一生懸命に話す伊藤さんが好きだ」と愛してくれた初恋の人と出会えました。「世の中の人は全部敵だ」「誰も私を理解してくれない」「誰も愛してくれない」との固い思い込みがなくなり、私は、人間関係の輪の中にどんどん出ていきました。吃音だから人間関係ができないのではなく、吃音を理由にして、自分自身が行動しなかっただけだと知りました。

四か月、一生懸命吃音を治す努力をしましたが、私だけでなく、三百人の全員が治りませんでした。あれだけ治すことにこだわっていたのに、治らない現実に向き合ったとき、絶望するより

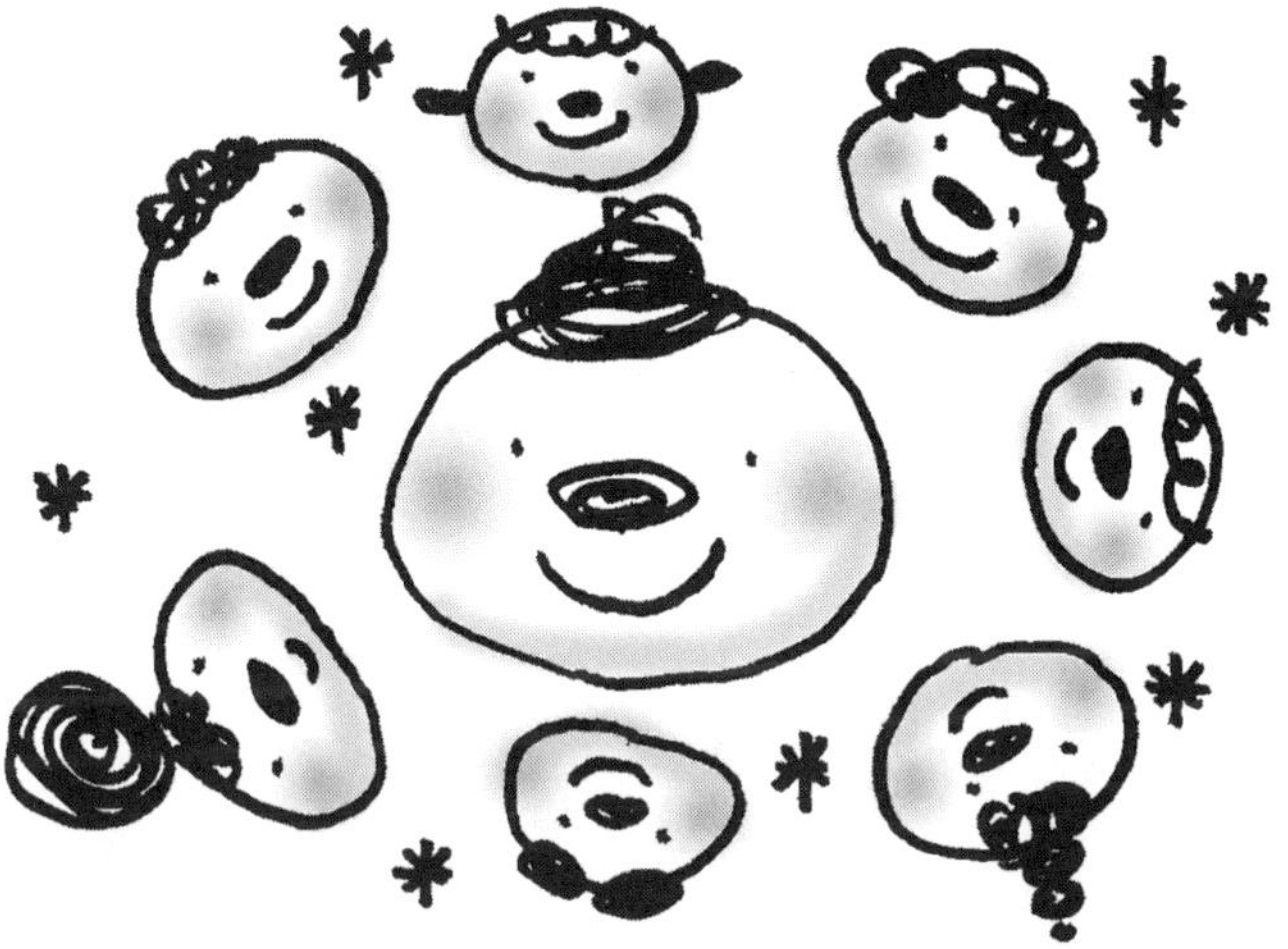

も、ほっとしました。治りたいと思い、治そうとするのはもうやめようと思いました。そうすると、吃音を治すことが私の中心的な課題ではなくなり、自分の人生をいかに生きるかが課題になりました。治ってからの人生を夢見るのではなく、「今を生きよう」と決めました。それは、絶望から希望への旅立ちでした。

しかし、ひとりでは、また堂々めぐりを繰り返してしまうかもしれないと、一九六五年の秋、どもる人のセルフヘルプグループ、言友会を設立しました。学童期・思春期、リーダー経験のまったくなかった私が、自分が設立したグループなのでリーダーになり、必死に活動しました。また、貧しさゆえ、東京での大学生活の生活費をすべて自分で稼がなければならないアルバイト生活のなかで、どんなにどもっても話すことから逃げずに、どもりながら話していきました。

この行動を通して、学童期・思春期に自らつくった固い殻を破っていくことができました。

吃音の受けとめ方、吃音に対する考え方が変わっただけで、私の人生はまったく違ったものになりました。私は、少しずつ変わり、自分を生きる、吃音を生きることができるようになりました。私だけでなく、セルフヘルプグループに集まってきた人々も、治らない現実を知り、変わっていきました。こんなつぶやきをした人がいました。

「ひょっとすると今まで私は、吃音そのもので悩み苦しむより、吃音を言い訳にして意に反した行動をしてきたことに思い悩んできたことのほうがはるかに多かったかもしれない。でも、そこから一歩も踏み出せないまま、その悪循環の中にどっぷり浸っていた。吃音について真剣に考えてこなかった気がする……」

大勢の人がセルフヘルプグループに集まり、自分の考えや思いや行動を語り、整理していきました。真剣に自分と向き合うことで、どもる、どもらないにかかわらず、自分自身の消極的な性格、問題と直面するのを避ける行動パターンなどに気づいていきます。吃音そのものに対する関心から、自分の人生に対する関心へと大きな転換がなされます。

認知療法でいうスキーマは、自分のもっている基本的な人生観や人間観、価値観です。私はこのスキーマが、行動しながら自然に変わっていったような気がします。吃音は、吃音症状の問題ではなく、吃音に対する受けとめ方の問題だと確信しました。そして、「どもる人の悩みが深いのは、吃音は治るとの期待を根強くもっているからだろう。そのため、『吃音が治ったら～しよう』と考えてしまう。治ることを目標にし、治す努力をしていたのでは、自分の人生は見い出せない」と、私は「吃音を治す努力の否定」を提起し、その後、「吃音者宣言」の文章を起草しました。その宣言文は、創立十周年の記念大会で討議され、採択されました。言友会を創立して十年目のことです[9)10)]。

3　アメリカの吃音臨床

アメリカ言語病理学の論争

私たちが、吃音症状には注目せずに、「吃音を治す」から、「生き方を変えよう」へと変化していったころ、アメリカでは、「吃音を治す、改善する」をめざして、「どもらずに流暢に話す派」と「楽に流暢にどもる派」の激しい論争が繰り広げられていました。

「どもらずに流暢に話す派」は、オペラント条件づけや学習理論にもとづいて、どもりそうな音を引きのばしたり、ゆっくりしたしゃべり方を身につけ、それを徐々に普通のしゃべり方へと近づけ、日常生活でも使えるようにする治療法です。一九三〇年ごろから、アイオワ学派のウェンデル・ジョンソンや、チャールズ・ヴァン・ライパーたちは、「どもらずに流暢に話す派」の治療法を批判しました。吃音の問題の大部分は、どもることへの不安や恐怖から話す場面を回避することだとして、回避行動、話すことへの不安と吃音に対するネガティブな感情を治療のターゲットにし、それが解決されることで結果として吃音症状も軽減すると考えました。この立場を代表するジョセフ・G・シーアンは、「どもらずに流暢に話す派」を厳しく批判しています。

「吃音を非流暢性の問題と定義することは、専門家として無責任だ。吃音の基本的な問題は表面に現われていない心理的な部分、氷山にたとえるならば海面下に没している見えない部分にある。吃音に対する恐怖を減らし、恐怖と関連している回避行動を除去するために、吃音者が吃音を受容し、吃音を隠さずオープンにできるよう指導する。このようにして、吃音の流暢性の獲得は、間接的にもたらされなければならない。マスキング・ノイズやDAFなどの技法、罰や褒美を与える実験的操作はすべて、現代の実験心理学の仮面をかぶった、昔のいかさま師がやっていた、インチキ療法だ[11]。」

統合的アプローチ

この長年の厳しい対立の末、近年、統合的アプローチが提唱されました。長年アメリカ言語病理学がこだわる吃音の流暢性についてバリー・ギター（Barry Guitar）は、三つに分類しています。

①自然な流暢性――緊張もなく、繰り返しや引きのばしもない正常なスピーチ。
②コントロールされた流暢性――スピーチの早さや、話し方をコントロールする。
③受け入れることができる吃音――非流暢性は目立つが、吃音を回避せず気楽にどもる。

アメリカ言語病理学は論争の末に、①はきわめて難しいことでは共通の認識に立ちます。しかし、②は可能だと考え、統合的アプローチでは、四つの流暢性促進技法を提唱します。「弾力的発話速度、構音器官の軽い接触、軟起声、固有受容感覚」の四つの方法を使って、「ゆっくり、そっと、やわらかく」、注意深く話すのを、「コントロールされた流暢性」と言います。最終目標は、自然な流暢性におきますが、ほとんどの人は目標には到達しないから、三つの選択肢をもってほしいと言います。

◎どもらない流暢な話し方が重要だと思う人は、四つの方法を使い、コントロールされた流暢さを身につけてほしい。
◎どもらない流暢な話し方が重要だと思っても、身につかなかったら、四つの方法を使って楽にどもるようになってほしい。
◎どもらない話し方を重要だと思わず、そのための努力をしたくない人は、どもっても話すことから逃げずに、よいコミュニケーションをしてほしい[12]。

どの道を選ぶかは、どもる人自身だと、三つの選択肢を提案することは、四つの方法が、確実な吃音治療法でもなく、難しく誰でもが身につけることができる方法ではないということを提唱者自身が認めているようなものだと言えるでしょう。

世界最新といわれるギターの流暢性促進技法は、百年以上も前の日本の「楽石社」や「民間吃音矯正所」の方法とまったく同じで、私を含め、多くの人が失敗してきた方法なのです。極端に言ってしまえば「ゆっくり言う」しか方法がない。これをどうして治療法だといえるのでしょうか。世界中どこを探しても確実で有効な吃音治療法はないのです。

吃音に対する認知行動療法的アプローチ

アメリカに留学し、実際にスピーチセラピストとして働いていた、アメリカ言語病理学事情に詳しい川合紀宗さんは、アメリカの吃音に対する認知行動療法についてこう報告しています。

「認知行動療法とは、クライエントの不適応状態に関連する行動や情緒認知の問題に対して介入し、適応的な反応を学習させ、情緒の安定や行動の修正を行う方法である。吃音臨床・研究分野においても、とくに吃音の多因子モデルが発表され、吃音の核症状以外の問題が具体化され、その問題へのアプローチの重要性が提起された一九九〇年代後半より、認知行動療法を取り入れた臨床や研究が数多く発表されるようになった[13]。」

多因子モデルとは、どもる人の吃音症状だけでなく、吃音に対する認知や知識、感情や態度、全般的な言語能力、口腔運動能力、社会性なども吃音の問題の重要な要素とする考えです。症状だけをみないということでは一定の評価はできるのですが、このモデルは、吃音症状を常に中核におくために、認知行動療法も「吃音治療・改善」の大枠のなかでのことであり、生き方の問題とはなり得ません。この多因子モデルより先に、一九七二年にすでに、シーアンは氷山説を提唱しています。吃音症状を中核におかない考え方で、多因子モデルよりも、氷山説のほうが本質的で、どもる人本人が、どもる人のセルフヘルプグループが取り組むのにはるかに役に立ちます。現実に、その氷山説を待つまでもなく、私たちが、考え、実践してきて、すでに効果が明らかになっています。

吃音氷山説

「水面上に浮いて、人から見て分かる吃音は、吃音の問題のごく一部分で、本当の大きな問題は水面下に沈んでいる。それは、どもるとみっともない、恐ろしい、何か悪いことをしたような、情けない気持ち。そして、吃音を隠し、話すことから逃げることだ」

アメリカの言語病理学者の、ジョゼフ・G・シーアンの吃音氷山説は、一九七二年、アメリカ言語財団の“To The Stutterer”のなかで公表されました。それを私たちは翻訳して、『人間とコミュニケーション——吃音者のために』として出版しました[14]。

私は、シーアンの氷山説をさらに発展させて水面下の部分をこう整理しました[15]。

行動 吃音を隠し、話すことから逃げ、生活のさまざまな場面で消極的になる行動

思考 「吃音は悪いもの、劣ったもの、恥ずかしいもの」「どもっていれば〜ができない」「どもっていれば楽しい、有意義な人生は送れない」「吃音は治る、治さなければならない」などの、自分を縛り、みじめにする考え方

感情 どもることへの不安、恐怖、どもった後の恥ずかしさやみじめさ、罪悪感などのマイナスの感情

この氷山の水面下の部分が、「人間の気分や行動が認知のあり方（ものの考え方や受けとり方）の影響を受ける」という認知行動療法の世界です。私が吃音に悩んだのは、「吃音は、悪い、劣った、恥ずかしいもの」「吃音は必ず治る、治るはずだ」と受けとめたためであり、その認知が、どもった後の恥ずかしさや、みじめさなどの感情に影響を与えました。そして、不安や恥ずかしさから逃げるために話すことから逃げました。吃音そのものよりもこの氷山の水面下の部分が、その人の日常生活に影響を与えます。

吃音に影響を受けた認知、感情、行動へのアプローチが、私の提唱する「生活中心主義アプロ

ーチ」です。氷山の水面下にある内面にしっかりと向き合わないかぎり、氷山の上の部分が仮に変わったとしても、吃音が多少改善されたとしても、自分を生きることは難しいと私は考えています。改善され、治ったかにみえた人が、再びどもり始めると、どもらなくなることに価値をおいていたために、深く悩み始めます。そういう人に私は何人も出会っています。原因も分からず、精神的なものとも言えず、いわばその人のからだの一部になっている吃音を、その人のからだから切り離し、治療することなどできないのです。

自分の意志と関係なく自然に起こる吃音は、自分自身でコントロールするのは難しいのですが、水面下の、吃音を隠し、話すことから逃げる行動は、自分が考え、そうしようと自分が決めてしていることです。だから、自分がやめようと決めれば変えることができます。考え方、行動が変われば、結果として不安や恐怖、みじめな感情は変わり、自分を生きることができるようになります。その結果、吃音そのものが変わる可能性があるのですが、それを目的にしているわけではないので、変わっても、変わらなくても、生活が生きやすくなればそれで十分だと私は思います。

4 「生活中心主義アプローチ」の日本の吃音臨床の提案

生活中心主義と認知行動療法

吃音が言語障害のひとつでありながら、ほかの病気や障害と大きな違いがあること。欧米諸国、オーストラリアなどで、吃音症状の治療・改善の取り組みが、百年以上も必死で続けられながら、ほとんど効果がないことなどをみてきました。

吃音は、日常生活が充実しているか、吃音を隠し、話すことから逃げる生活か、で大きく変わります。どもること以外の、生活のなかでのさまざまな出来事が、吃音の氷山全体に影響していきます。恋人ができた、仕事で業績をあげたなどの出来事で、吃音の悩みは減少し、また、吃音そのものも変わっていきます。

吃音は治る・改善できると、治療効果を発表する人はいますが、吃音の治療効果の評定はきわめて難しく、長年の追跡調査を必要とします。また、訓練室でどもらずに話せたことを、維持させ、日常生活に生かす「汎化」がきわめて難しいことは、セラピー中心主義のアメリカ言語病理学においても常に論議され、認められていることです。

　このような現実に向き合うと、言語訓練室などで特別な訓練をせず、日常生活のなかで不安や恐れがあっても、話していくことが大切なことが分かります。生活のなかで話していくことが、結果として言語訓練になっているのです。多くの人が、必死で生きているうちに、知らない間に、吃音が自然に変わっていったというのは、そのためです。私も、治すことをあきらめ、どもりながら生活するなかで、吃音症状自体も自然に変わりました。

　日常生活で、吃音を隠さず、話すことから逃げず、自分の人生の課題から逃げないことが、吃音のもっとも現実的で有効な対処の仕方なのです。ところが、吃音に悩む人は、これまでの社会の価値観や、失敗の経験などで自分自身がつくりあげた思い込みによって、日常生活に出ていくことに恐れや不安をもっています。恐れや不安をもちつつ生活場面に出て行くという私の提案は、このように批判されます。

「成人吃音の問題をとりあげる場合、その変容が困難であるということもあって、吃音者の自分の問題に対する構えを中心にして援助が行なわれることが多い。しかし、社会的な運動と臨床活動の混乱は避けるべきである。個人が相談機関を訪問してきた場合、援助の仕方や方向はあくまでもケースバイケースで取り扱われなければならない。場面に対する恐怖や不安、それに伴う回避反応の固定化、コミュニケーションにおける困難さなど社会生活を進めるにいちじるしく困難性が高くなっている症例において吃音自体をとりあげ積極的な変容を試みることは臨床家として、当然の活動といえよう[16]。」

日常生活に出ていく不安や恐怖をもつ人の不安を軽減するためにこそ、臨床家は吃音症状そのものを軽減させる必要があると言うのです。これは、セラピー中心主義の考えです。

これはどもる人に失礼なとらえ方だと私は思います。どもる人たちは社会生活に出ていくのが難しい、精神的に弱い、力のない人たちだと言っているように私には思えます。吃音に悩んでいたとしても、どもる子どもやどもる人は、弱い、無力な人たちではありません。話す場面以外では精神的に弱い部分があるわけではありません。ただ、周りの影響、過去の経験、知識・情報の不足から、吃音の否定的な受けとめ方をこれまで変えるチャンスがなかっただけなのです。吃音についての学習、同じように悩む人との出会い、語り合いなどで、自分に向き合い、考え、行動することで人は変わる力をもっています。

私へのこの批判を受けとめれば、どもる人が日常生活に出ていくのに、二つの違う援助のあり方があることになります。

①訓練室で「ゆっくり話す」などの訓練を受け、ある程度吃音を改善させる。

②不安や恐怖、行動のもとにある、吃音についての考え方を修正する。

①が難しく実現が困難なことは、これまでずっと述べてきたとおりです。②が現実的な対処なのです。

うつや不安神経症の方の不安や恐怖と、どもる人のもつ不安や恐怖には、少し違いがあるように思えます。不安神経症の人の不安はあまり根拠のない、漠然とした不安や恐怖だそうですが、吃音の場合はある程度根拠のある不安や恐怖です。不安が生じるのは話す場面と明確で、それ以外の場では不安や恐れはなく、むしろ行動的でさえあります。どもる子どもたちは、吃音親子サマーキャンプなどで、実に元気で、どもりながら話しています。どもる人が、セルフヘルプグループのなかでは、平気でどもっています。吃音の場合は特定できる場面で起こる不安や恐怖なので、ある程度認知の歪みが共通のものとして把握できます。だから、他者の考えや人生に触れることで、それをモデルにできるのです。

認知行動療法は、精神科医や臨床心理士など専門家の援助がない場合でも、同じような体験をしてきた人、どもる人のセルフヘルプグループで取り組むことは、難しいことではありません。実際に私が、自分の力で、自分の考え方の歪みに気づき、それを変えていくことができたのですから、誰にでもできることだと思います。認知療法・認知行動療法は吃音に悩む人には、効果的なだけでなく、実に使いやすいものなのです。

日本の吃音臨床

「西洋人の自我のあり方と日本人の自我のあり方は違う」と指摘したのは、ユング派の臨床心理学者、河合隼雄さんです[17]。人が生きるという普遍的なことは押さえながら、日本人としてどう生きるかを私たちは考える必要があります。

以前、吃音ショートコースに「論理療法」の講師として来てくださった、石隈利紀・筑波大学教授との対談で、日本人の私たちが「どもっても、まあ、いいか」と治すことにこだわらないのに、アメリカはなぜ「治す、改善する」にこだわり続けるのかの疑問を話しました。アメリカ留学生活が長かった石隈さんは、「アメリカ人のほうが、流暢に話すことに対してのこだわりが強いのでしょうかね。アサーティブ・トレーニングがアメリカで始まったのは、アメリカ人でもみなが主張できていることではなくて、自己主張しないと相手が分かってくれないというつらさはあるでしょうね。日本は黙っていても分かってくれるという部分がまだありますね。その辺が違うかな」と話されました[18]。

日本人には「察する」という文化がまだ根強くありますが、西洋人はまず自我の確立を考え、切り離された個人が、同じく自我を確立した個人とつながろうとします。自分を表現しないと相手が分かってくれないという前提に立っています。自分を表現する能力を身につけるために、スピーチ教育が重視されるのはそのためでしょう。アメリカが流暢性にこだわるのはこのためかもしれません。このように西洋では、自己主張することが望ましいと考えられているのに対し、日本では「あうんの呼吸」、などのことばがあるくらい、「相手を察する」ことが重視されています。国際化の流れの中で、この日本文化も変化してきているものの、まだこの日本文化は根強く残っています。

アメリカではディスカッションできない、主張できない人は能力のない人間と見なされるのに対して、「不言実行」が美徳とされる日本では、主張しなくても、黙々と実行、行動する人に誠実さを感じます。このように、西洋と日本ではコミュニケーション文化の違いがあります。ことばが明確でなくても、「察する」文化が日本にはあるのです。ことばが明瞭でなくても、口下手でも、どもっていても、誠実であれば人は聞いてくれる。どもる人にとって日本はある意味、どもりながら日常生活に出て行くことができる有利な部分をもっています。「表現しなければ伝わらない」ことを日本人は学ぶ必要がありますが、西洋のように、流暢性にこだわらなくてもいいのだと考えることができると、生きやすくなります。

英語と日本語の発音の違いもあります。バリー・ギターの流暢性促進の技法は、子音が重要な英語でどもる人のために考えられたもので、日本語でどもる人には必要がないものです。日本語は「ん」以外の子音には必ず母音がつき、母音が中心的な役割をもつ言語です。子音と母音を同時に言うよう意識して発音すれば、結果としてバリー・ギターの言う流暢性促進技法を使っていることになるからです。英語とは違い、日本語はのどを開いて、まっすぐ母音を出せば成り立ちます。朝、出会って、「オアオオアイアウ」と言えば、日本人なら「おはようございます」と聞きとります。一音一音明瞭に言おうと思わなくても、会話として成り立つのです。

あるワークショップで、電話で「はい、亀戸郵便局です」の「か」が言えない郵便局員の悩みが出されました。「か」の子音を飛ばして母音で「アメイド郵便局」でも、「メイド」でも相手は「亀戸郵便局」と聞き取ってくれる。日本語は、発音が明瞭でなくても、母音さえ分かれば相手が聞きとってくれる。一音一音明瞭に発音しなければならないと思い込みすぎないほうがいいと私は提案しました。しばらく彼は、そのように言う練習をして納得して、その人の悩みはある程度解決しました[19)20)]。

日本は、欧米に比べて、どもる人には生きやすい文化と言語をもっています。その有利な日本文化を意識し、生かして、まず生活のなかに出ていくことです。そして、その生活のなかで自己表現することも学んでいくのです。どもるかどもらないかと、自分のなかの吃音との対話をやめ、目の前の相手と対話していくと、ことば自体も変わり、自分を表現できるようにもなります。そのとき、認知行動療法、論理療法、アサーティヴ・トレーニングなどが大いに役に立ちます[21)]。日本文化の独自性を生かして、生活のなかに出ていく。これが「生活中心主義アプローチ」である私の提唱する「日本の吃音臨床」です。

アメリカ言語病理学に学びつつも、いつまでも追随するのではなく、私たち日本語でどもる人は、日本の吃音臨床を打ち立てる時期にきているのです。

鎌倉時代の歌人鴨長明は、仏教の「無常観」をあらわした随筆『方丈記』のなかで「行く川の流れは絶えずして、しかも、もとの水にあらず」と書いています。この私たちが生きている世界に、変わらないものは何一つないのです。治療を受ける受けないにかかわらず、吃音は常に自然に変化していくものなのです。その変化に身をゆだねる。この発想は西洋的なものではなく、東洋的なものだと言えるでしょう。

　ことばは、対人関係のなかで育っていくもの、自然に変わっていくものです。日常生活でどもりながら話していくとき、一般的に自然治癒力、免疫力、自然適応力などと表現されるもので変わっていきます。私は、それを自己変化力と、よんでいます。人に働きかけるアクションの音声部分がことばです。人に働きかけることを第一義にとらえ、どもることばを言い換え、言いやすいことばを先につけ、間をとるなど、どんな手を使っても相手に思いを伝え、人とつながっていく、自分なりのサバイバル力を育てていくのです。どもって立ち往生したとしても、目の前の相手とかかわりたいのです。

吃音に悩む人のもちやすい非論理思考への論駁《ろんばく》

　かつて大阪吃音教室の「論理療法」がテーマのとき、吃音に悩んでいたときにもっていた非論理思考を『やわらかに生きる――論理療法と吃音に学ぶ』（金子書房）であげました。それらを論理的思考に変えてみました。このように考えを変えれば、どもっても話していくことの後押しになるのではないでしょうか[18]。
☆どもることは、みっともないことでも、恐ろしいことでもない。

☆どもるのが嫌さに話さないより、どもっても自分の思いを伝えたほうがいい。
☆どもるかどもらないかより、聞き手にとっては内容が大事だ。
☆どもって話しても、人に不快感を与えることはない。
☆どもって話すと、誠実にみられることがある。
☆どもる人で異性に好かれる人は少なくない。
☆どもる人は気が小さいなど、性格的に弱い面があるわけではない。
☆人前で話すとき、大きな不安をもたない人、どもった後、落ち込まない人はいる。
☆どもっても、面接試験に合格する人は多い。
☆どもっていても会社に大きな迷惑をかけているわけではない。
☆どもる人でしゃべることの多い教師などの仕事に就いている人は多い。
☆仲人や司会など公式な場でのスピーチが得意な人がいる。
☆社会生活のなかで、どもってはいけない場面などない。
☆吃音に影響されずに生きることはできる。
☆どもっていても、自分の能力を十分に発揮できる。
☆どもる人の多くが、暗く消極的であるというわけではない。
☆どもることが人間の価値を決めるわけではない。
☆いくらどもっていても、伝えたい思いがあれば相手に伝わる。

5　セルフヘルプグループで認知行動療法に取り組む

ある日の大阪吃音教室（二〇一〇年十二月十六日）

どもる人のセルフヘルプグループ、ＮＰＯ法人大阪スタタリングプロジェクトのミーティング・大阪吃音教室では、「吃音を治す・改善する」を目的にせず、吃音とともにどう生きるかを探っています。①吃音を知る、②自分と他者を知る、③対人関係能力を育てる、の三つを柱にして、さまざまなアプローチをしています。この日、遠く、静岡県から高校一年生の女子高校生が参加していました。三十人ほど参加した今回のテーマは「認知行動療法」でした。

私たちは、落ち込んだなど、気持ちが動揺したとき、自動的にわき起こった自動思考に注目して話し合います。自分の思い込みに気づき、その認知の偏りを修正しながら、気持ちを軽くし、問題に適切に対処できるよう、今後どうするかの選択肢を出します。同じように悩み、自分自身が経験したことをふまえての話し合いなので、焦点がそれることはなく、ほかの人の意見を参考にすることにあまり抵抗は起こりません。

「そのとき、あなたはどういうことを考えていましたか？」

「そのときどんなことが頭に浮かんでいましたか？」

同じような経験をしたメンバーだから、まず共感が前提としてあります。そのうえで、尋ねますので、自動思考が語られますし、慣れていない場合は、同じような経験をしている仲間だから、自動思考に見当がつくので、みんなで出し合い、考えます。

自動思考を裏づける事実（根拠）と反対の事実（反証）を検討し、それが事実だとした場合には、「それが本当だとして、どんなひどいことが起こるだろうか」「違う行動をすれば、どんなことが起こるか」を考え、それをもとに「最初考えた以外にどんな考えが可能か」と考え直して、代わりの合理的な考えを見つけ出していきます。

その出来事があったときは動揺したとしても、客観的に冷静に、仲間の発言などを参考に振り返ると、距離をおいて自分を見ることができるようになります。ミーティングで、自分で気づけた経験は、自分ひとりになったときでも、類似のことが起こったときに生かすことができます。

この日は、四つのグループに分かれ、ペアになって面接をし、思考記録表に書いていきました。四つのグループからひとつを選んでみんなで考えていくことにしました。そのひとつのグループから選ばれたのが、女子高校生Aさんの問題でした。グループへの参加も、認知行動療法も初めてなので、みんなが質問したりしながら、彼女に確認していくかたちで進めていきました。認知行動療法が初めての人も多いセルフヘルプグループのなかで、うまく進んでいったというわけではないのですが、テープ起こししたものをできるだけそのまま再現します。

女子高校生Aさんの話

〈テニス部の試合中、自分が審判しているとき、どもって声が出なかった。予選なら、周りに人もあまりいないが、勝ちあがってきた試合だからたくさんの人がいる。私がどもると、先輩から「ちゃんとしてよ」と言っているような、怒っているような目で見られた。声が出ない私に、ほかの学校の人はびっくりしているような様子だ。試合中はみんな緊張していて、神経がいらだっているうえに、私がどもって審判がスムーズに進まないから、よけいにいらだっているように感じた。だけど、自分はどもってもきちんと審判しようとしているのに、なぜそんなに嫌そうな顔をするのだと、瞬間的に試合をしている人への怒りがわいてくる。私は一生懸命審判をしているのだから、怒らないでほしい。でも、その怒りは瞬間的なもので、すぐに悲しさがわいてきて、次にきちんとできない自分に対する怒りになる。自分が悪かったという罪悪感もある。相手が怒るのは、どもる自分のせいだ。自分のことを分かってもらえなくて、腹が立つ。審判が試合を左右するから、きちんと言わなければならない。審判がきちんとジャッジしてくれないと私だって嫌になる。テニスは大好きで続けたいけれど、審判でこんな体験をたびたびするのは嫌だから、

テニス部をやめようと今は思っている――。〉

面接でペアを組んだ相手にこのような内容が話されました。思考記録表に書かれたものを、再度みんなで整理していきました。

状況　テニスの試合中、審判をしていて、どもって声が出ないときがあった。審判がスムーズにできなかった。先輩は「きちんとしてよ」と言いたいような顔をして私を見た。

気持ち　怒り…一〇〇　悔しさ…一〇〇　悲しみ…八〇　自分はダメだ…九五　罪悪感…八〇

自動思考　①また、吃音のためにうまく審判できなかった。
②選手も先輩も周りのみんなもいらだち、怒っている。
③私は一生懸命しているのに、怒らないでほしい。
④先輩を怒らせたのは自分のせいだ。
⑤自分のことを誰もわかってくれない。

根拠　実際にどもって言えなかった。スムーズな流れが止まったような感じがした。相手や周りを見まわしたら、みんないらだっているような雰囲気が読みとれた。

参加者での話し合い

伊藤　あなたが出したこの自動思考の根拠にどんなことがあるだろうか。

Aさん　自分も試合をしているときに、審判がきちんとしてくれないと嫌になります。自分がその立場になったときに、感じるのだから、きっとみんなも同じように感じるでしょう。プレーするときは、審判にゆだねているわけだから。自分がしっかりとしなければならないのにできなかった自分に腹が立ちます。

参加者1　似たことで、日常生活で、「もっときちんと話してよ。何を言っているのかよく分からない」と言われたことはないのですか。

Aさん　吃音のことを先輩に指摘されたことは何回かあるし、同級生にはよく言われます。

参加者1　今回は直接言われてはいないけれど、過去に先輩からきちんとしろと言われた経験があったから、先輩の目を見て、そう言われていると感じたのですね。

参加者2　どもることではなく、テニス自体で先輩から何か言われたことはありますか。

Aさん　先輩は練習のときは、今回のようなしかめっ面ではなく、優しい。試合中は普段の表情とは少し違うけれど、今回はとくに普段と違って厳しい表情でした。

伊藤　自分がうまくジャッジができなかった、迷惑をかけているとか、申し訳ないと思うのは、自分がプレイヤーになったとき、審判に対して感じた経験があるからですか。

Aさん はい。自分がプレイをしているとき、審判の声がしっかり聞こえなくて、ゲームが、うまく流れなくなったことがありました。

参加者3 学校の代表みたいなかたちで審判をしているのだから、きちんとジャッジしないと、クラブの名誉にかかわるというような意識はありますか。

Aさん ああ、それも感じることはあります。自分の行動が学校の悪いイメージになったりしてはいけないとか。

伊藤 はい。自動思考の根拠について考えました。自動思考は、過去の経験に照らし合わせて、想像してみたり、決めつけたりしているのですね。全体的なジャッジは、不都合なくできているのに、どもって少し間があいたということだけで失敗したと思っているようですね。審判としては、五〇点以上なのに、自分の考える一〇〇点でなかったので、ひょっとしたら、全部がだめだと思ってしまう。これが自動思考ですね。

では、反証をみんなで考えてみましょう。こういう根拠があっての自動思考ですが、自動思考は、第三者的な立場に立ったら、どう考えられるだろうか。過去に自分以外でも、吃音でない人でも、きちんとしたジャッジができない人はいなかったかなど。この自動思考に、反論、反証するとどうなるか、みんなで考えてみましょう。出来事があったそのときは嵐の真っ只中だから、ホットな感じ方になるのだけれども、後で冷静に考えてみたら、自動思考は矛盾していたり、現実的でなかったり、決めつけであったりしないでしょうか。

参加者4　どもってジャッジはしたけれども、ゲームとしては成立している。

Aさん　今回は成立しているけれど、途中で、先輩に「代わる」と言われたことは、一回あります。

参加者5　一回だけ先輩が代わってくれたわけね。審判をした回数は何回くらいあるの？

Aさん　四十回くらいある。

参加者5　四十回くらい審判をして、先輩が代わろうと言ったのが一回。ということは、ほとんどは先輩が代わろうと言わないで、それなりにゲームが進行しているわけだね。

Aさん　若干ミスジャッジはあるかもしれないけれど。そうですね。

参加者6　ミスジャッジは、プロ野球でもあるよね。

参加者7　先輩から代わるよと言われたのは、試合のどの時点ですか。

Aさん　だいぶ試合が経過してから。先輩は怒らずに代わるよと言ってくれました。そのとき、なんか申し訳ないという気持ちになり、自分がみじめになりました。

参加者7　申し訳ないというより、みじめな気持ちが大きかったのかな。あなたが、みじめな気持ちになったとしても、ゲームそのものは何の問題もなく、終わったわけですね。あなたのそれまでの審判で、ゲームがめちゃくちゃになったということはないわけですね。

Aさん　はい、それはないです。

参加者8　今回も、ゲームとしては成立しているわけだから、必ずしも選手や周りの人に迷惑をかけたことにはならないと思う。むしろ、どもっても最後まで審判をやりきったあなたには、責任感がありますよね。

参加者9　現実にはきちんと成立しているわけだから、自分への腹立たしさはあっても、周りの人に申し訳ないと思うことはないよね。

参加者8　そういう自分を認めたいですよね。だって、台なしにしたわけではないから。

Aさん　自分がミスジャッジしたことで選手に対して申し訳ないと思ったのです。選手に対して、うまく審判ができなくてすみません、みたいな。

参加者10　自分が審判をしなければならない場面は、どれくらいの割合で回ってくるの。

Aさん　トーナメントの試合で、自分が負けると、必ずやらなければならない。

参加者10　そこで、私が一生懸命やっているのに、怒らないでほしいと言っているけれど、相手が怒っているかどうかは、確かめてみないと分からないですよね。

Aさん　実際確かめてみないと分からないけれど、表情をみれば、きちんと審判をして、と思っていると思う。はっきり言わないけれど。

伊藤　あなた以外の人は、きれいに滞りなく上手に審判をやっているの？

Aさん　上手かどうかは分からないけれど、私みたいにどもっている人はいない。だけど、同級生のなかには、しっかりできていない子はいます。

参加者11　では、どもるから、できていないというわけではないんだ。

Aさん　そういう子は、大抵声が小さい。その子は声は大きくすることはできるけれど、私のどもることはどうしようもできないから。

参加者12　どもるからミスジャッジしたのですか。

Aさん　そうです。本当は分かっているのに、どもって声が出なくて、選手が勝手に判断してしまった。間違った判断でも、それでいいです、みたいになってしまった。

参加者13　ほかの人が審判する試合では、そういうことが、ないのですか。

Aさん　あります。途中でジャッジが止まっても、そのまま流してしまうことはあります。

伊藤　あなた以外の人がすべて完璧に審判をしているわけではないのだね。なかには、ミスジャッジをしたり、声が小さかったりすることが、あなた以外にもあるわけだ。人間そんなに完璧ではないものね。私が一生懸命やっているのに、怒らないでほしいと思っても、相手が怒るのは仕方がないなあ。怒る人間はどんな小さなことでも怒るからね。そういう怒りん坊のために、自分が落ち込んだりしていたら、しんどいね。

参加者14　審判のミスジャッジだと分かっていたとしたら、もし自分が選手だったら、「ミスジャッジだ」と、審判に対して怒りますよね。

Aさん　怒ります。

伊藤　本当にミスジャッジだったら、プレイヤーが抗議してくるよね。言ってこないということは、それなりにまああやれていると考えてもいいよね。自分では失敗と思っているけれど、四十回くらいのなかで先輩が代わってくれたのも一回くらいだし、怒って「あなたのために、試合が台なしではないか」と言われたこともないということは、そこそこやれていると考えることは可能ですか。

Aさん　なんか、あんまりそう思えないです。

参加者15　思えないけれど、そう思える可能性はある？

Aさん　そうですね。今、話を聞いていてそう思いました。

伊藤　今、いろんな話を聞いていて、「あっ、そうなのだ」と。ほかの人間もミスジャッジしているし、みんながみんなきちんとやれているわけではないし、致命的なミスジャッジなら、プレイヤーが文句を言ってくるのに、言ってこなかったということは、まあ大目に見てくれるものなのだ。

参加者16　きちんとやれていたのと違いますか？　きちんとやれていたと考えることもできるでしょう、可能性としては。

Aさん　はい。そうですね。

伊藤　怒りが一〇〇、悔しいが一〇〇、悲しいが八〇だったけれど、ここまで話し合ってきて、少しは下がりましたか？

Aさん　ちょっとは下がりました。怒りは六〇、悔しいのは七五、悲しいは五〇くらい。

参加者17　それはよかった。そうなってみると、どもって審判がうまくできないからといって、好きなテニス部をやめようとまで思わなくてもいいように思うのだけれどね。

Aさん　試合が近づくと、そのことが気になっちゃって……。

伊藤　気になるわけね。試合が近づくと気になってくるというのは、たくさんの経験のなかでも、一度あった失敗の経験が思い出されて、今度もまた失敗するに違いない、失敗するだろうと思うから、ちょっとゆううつになったりするんでしょう。そうしたら、その場にきたら、きっちりと想像が現実になる。そうなると、やっぱり、となるでしょう。その対策としては、難しいことかもしれないけれど、不安になるのをやめるために、試合の日まで審判をすることは考えない。試合の日まで不安になっているのはしんどいし、どもったらどもったときのことで、まあいいやと思えば。

Aさん　そう思えるようになりたいです。

伊藤　なりたいなあと思うのなら、きっと思えるようになれると思うよ。根本にあるのは、どもりを認めたくない、できればどもりたくない、ということだろうけれど、それは現実的には無理ですよね。無理だと思ったら、どもりながらでも好きなことはやろう、しなければならないことはやろう、に切り替えないと、いつまでも不安とかいらだちが残るよね。そう考えたときに、審判として、工夫することや訓練するとしたらどんな訓練が現実的にできるだろうか。声を出して言わないといけないのは、「アウト」と、それから何があるかな。

Aさん　サーブが入ったかどうかで、「フォールト」と言わなければならない。点数で、「ラブ、サーティ」とか。

参加者18　点数は、プレイヤーたち自身が、それなりに頭に入っているのでしょう。

Aさん　いや、意外にプレイしていると、分からなくなる。

参加者18　数字で表すことはできないの。スコアボードはないの？

Aさん　一回一回ゲームが終わった後に書いていくのはあるのですが、ゲームのなかでの細かい数字は、審判が口で言うんです。

伊藤　口で言うって、審判は忘れないの。

Aさん　指で折りながら。

伊藤　僕なら絶対無理やわ。選手は忘れるかもしれないけれど、審判だって忘れることはあるんじゃないの。

Aさん　たまに、あっ、違ったかというようなことはあります。

伊藤　そのときは、みんなどんな工夫をしているの。指を折ること以外に。

Aさん　そのときは、紙とか持ってきて、書いたりしています。

伊藤　じゃあ、紙に書くということを習慣づけて、紙を見ながら勢いづけて言ったり……。

Aさん　なんかテンポみたいな感じで、今は、タイミングをとったりして勢いで言っています。

伊藤　ほかの人はしないだろうけれど、最悪の場合のために大きな紙に書いて、言えなかったら、

「これ」とプレイをしている人に見せるのは。それと、声を大きくするための訓練はしたほうがいいと思う。たとえば、「アウト」とか、「あの人、なんであんなばかでかい声を出しているんや」と言われるくらい。それと、好きなテニスをやめないためだったら、「私はどもって言えないから、審判は一切勘弁して」と言うことも、ひとつですね。それでダメと言われたら、そのとき、一遍だけ、ものすごくどもって、どもって、試合が中断するくらいに、「アアアアウト」とやったらいい。自分からではなくて、周りから、「あんた、審判はやめてよ」と言われるくらいに、すごくどもってみる。そして、「それでもいいなら審判やりますよ」と言う。そういうこともやってみて、自分でできると思ったことからしていけばいいのではないかな。

ごめんね。時間がきました。大勢の参加なのでひとりにあまり時間がとれず、中途半端に終わったかもしれません。あなたは、グループに参加するのも初めてで、参加するのにも勇気が必要だったでしょうに、よく話してくださいました。認知行動療法も知らなくて、こんな話し合いも初めてで、わかりにくかったかもしれないけれど、静岡からわざわざ参加した甲斐がありましたか、何かヒントになりましたか。

Aさん　はい。気持ちがずいぶん楽になりました。どもる人に会ったのも初めてだし、参加できてよかったです。

参加者19　審判でどもるから嫌だというだけのために、大好きなテニスをやめるなんて損だよね。それはぜひやめないでほしいね。

Aさん　はい。テニス部をやめる気持ちはなくなりました。

6　みんなで考えた、吃音に関連づけた認知の歪み

恣意的推論――証拠が少ないのに思いつきを信じ込む状態

恋人や友人と少し関係がよくないと、「私がどもるから嫌われた。これで二人の関係は終わりだ」と思い込んでしまいます。私は、恋人とのデートのとき、彼女が親戚の子を連れてきたことで、「やっぱり私はどもるから嫌われたのだ」と信じ込み、実際はそうでなかったのに別れた経験があります。吃音を否定的にとらえていると、うまくいかないことをすべて吃音のせいにする思考パターンになってしまうのです。根拠が不十分なのに、思い込んでしまうと、そうとしか考えられなくなってしまいます。相手に確認するなり、「なぜそう考えるのか、根拠はどこにあるのか」と具体的な証拠に目を向ければよかったのです。

二分割思考――「白黒思考」「○×思考」

完全な成功は○、少しでもうまくいかなかったら失敗だと考えて×になります。私が学芸会でセリフのある役を外されても、セリフがなくても学芸会に出演するのだから、学芸会すべてがダメになったわけではありません。セリフがないために学芸会はすべてダメだと考えたことで、落ち込みました。吃音に悩む人は、「どんなに内容がよくても、どもると失敗だ」とよく言います。何かのあいさつや発表をしたとき、周りからみればいいあいさつ、いい発表だと思うものでも、どもった、声が震えていた、堂々とできなかったなどで、失敗したと考えてしまいます。吃音に悩む人にみられる特徴の一つとして、完全主義、要求水準が高すぎると言われるのはそのためです。また、相手の表情を読みとって、受け入れられた、嫌われたなどと判断してしまいます。

選択的抽出――自分が注目していることだけに目を向けて短絡的に結論づける

吃音に悩んでいた頃、私の関心はどもるかどもらないか、でした。そればかり考えると、相手は、どもったかどもらないかにほとんど関心がないにもかかわらず、話の内容よりもどもることが気になります。全体としては成功したことでも、そこにどもる事実が入るだけで、失敗したと落ち込んでしまいます。クラスで受け入れられていないと思うと、嫌われている部分ばかりに目を向けてしまいます。相手が目をそらしたり、少しでも笑ったりすると、吃音を否定されたと考えてしまうのです。

拡大視・縮小視——自分の関心のあることは大きくとらえ、反対に自分の考えや予測に合わない部分はことさらに小さく見る傾向

どもりながらでも相手は聞いてくれたし、どもっていても目的は達成できたようなことでも、どもったことだけが気になり、相手が聞いてくれたり、目的を達成したことを過小に評価してしまいます。どもることをからかうのは、クラスで三人しかいないのに、みんながからかうと拡大視します。味方になり、理解しようとしてくれた人もいたのに、そのことは小さいこととして見逃してしまっていました。どもって嫌な経験をしたことや失敗したことが思い出され、うまくいったことは忘れてしまうのです。

べき思考——何につけても「べきだ」「ねばならない」と考えてしまう

私はこの「べきだ」「ねばならない」がとても多かったと思います。「本読みや発表は、どもら

ずにしなければならない」「友だちは、どもる僕を理解すべきだ」「クラスで僕はいつも快適に過ごさなくてはならない」「友だちと常に仲良くしなければならない」「人前で話すときは絶対にどもってはいけない」「吃音は治るはずだし、絶対に治すべきだ」「どもる人は、しゃべることの多い教師などの仕事に就くべきではない」「聞き手はどんな場面でもどもる人を受け入れねばならない」このような、べき思考をもったために、そうならない現実に出会うと、自己を否定し、他者を信頼できなくなり、吃音の悩みの中に入っていきました。

極端な一般化――わずかな事実をとりあげて、何事も同様に決めつけてしまう

一度失敗すると、次も失敗するに違いないと決めつけてしまいます。自己紹介で一度ひどくどもったことがあり、それから自己紹介では必ず失敗すると思い込み、やってみれば案外うまくできたかもしれないのに、逃げるために、ずっと自己紹介に悩まされました。一度面接でどもって失敗すると、次もうまくいかないに違いないと思い込み、面接試験が受けられなくなります。お見合いで、吃音のことを一度言われたために、次も言われるに違いないと、お見合いができなくなります。つきあっている異性から、吃音を指摘されたことで、次につきあう相手も吃音を気にするに違いないと思い、異性とのつきあいができなくなります。一度ひどくどもって電話で失敗したことで、電話がかけられなくなって、「何をやっても私はダメだ」と結論づけてしまいます。

吃音に悩む人に、この極端な一般化はとても多いのです。

自己関連づけ――良くないことが起きると、自分が悪いと何でも自分を責めてしまう

コミュニケーションは相手がいて、両者の問題なのに、たとえば変な「間」が開いたり、気まずい雰囲気になると、「自分がどもるからだ」「私の責任だ」と考えて、自分ばかりを責めてしまいます。相手を怒らせたのだから、私が悪いに決まっていると、相手にも非があるかもしれないのに、自分が悪いと自分を責めてしまいます。人間関係がこじれたとき、相手にも責任があるかもしれないときでも、自分に責任があると考えてしまいます。

情緒的な理由づけ――そのときの自分の感情状態から現実を判断する

初めての人と出会うことで不安になったとき、誰でも初めての人に会うときは不安になるものだとは考えることができず、「どもるからこんなに不安になるのだ。きっと、会ったらひどくどもるに違いない」と思い込みます。「どもることで、自分がこんなに恥ずかしい思いをしたのだから、相手は自分のことを劣った人間だと思っているに違いない」と思ってしまうのです。恥ずかしい思いや罪悪感など、自分が感じたことで、「私はダメな人間だ」と考えてしまいます。

自分で実現してしまう予言——自分が否定的な予測を行うことで行動が制限され、その結果、その予測が実現し、さらに予測が確信に発展していく

吃音の問題の中心は予期不安です。人前で話したときどもって恥をかいたり、敗北感を味わった経験から、また、どもってしまうに違いないと予期すると、その場に出るとき不安が高まり、よけいに緊張します。すると、実際にひどくどもります。そして、「やっぱりどもった」となり、次に話す機会がきたときに、さらに緊張することになります。このような悪循環は発展して、吃音の予期不安はさらに強固なものとなり、ついには話さなければならない場面に一切出られない状態にまで自分を追い込んでいくのです。

おわりに

浄土宗の開祖法然は、護国鎮守のための旧仏教を否定し、民衆の誰でもが救われる仏教を打ち立てました。法然は、学問、修行、功徳を積むことで救われるという「聖道門」を捨て、「ただ信じて、念仏を称えさえすればいい」とする「浄土門」を選択しました。煩悩の多い、修行や功徳を積めない乱世に生きる当時の一般大衆には「聖道門」は難行であり、誰でもが救われる道と

して、易行（易しい道）でなければならないというのです。煩悩の多い凡夫であると自覚し、その自分でも救われると信じて、念仏を称えよと言います。法然は、旧仏教の人たちから激しい反発や批判を受け、島流しなどの迫害も受けています。しかし、法然はひるむことなく、主張し続けました[22][23]。

私は吃音臨床に一つの選択肢を提起しました。「流暢に話す」も「流暢にどもる」努力も吃音をコントロールすることも一切やめようと「吃音を治す努力の否定」を一九七四年に提起しました。以来、私はセルフヘルプグループや吃音親子サマーキャンプなどで、どもる人、どもる子どもと、「治すことにこだわらない」吃音とのつきあい方を実践してきました。多くの人が吃音の悩みから解放され、自分らしく生きている結果をみると、アメリカの言語病理学に決してひけをとらないと思っています。この実績をもとに再度の提起をしたのが「生活中心主義アプローチ」である日本の吃音臨床です。

私は自分が実際に経験して本当に良かったこと、大勢の人が実践して良かったことでなければ、ひとつの選択肢であっても提起はできません。人にすすめることはできません。また、誰もができるやさしい方法でなければ、多くの人の役に立ちません。

アメリカの研究者・臨床家が提案する吃音のコントロールは、一部の人にはできても、誰にでもできることではありません。どもる人のほとんどの人が失敗し、臨床家が簡単に教えられるものではありません。アメリカのスピーチセラピストの九三パーセントもの人が、吃音の臨床に苦手意識をもっているのはそのためです。どもる本人もできず、臨床家も教えられないアメリカの、治すこと・改善することにこだわる吃音臨床は、法然の言う「聖道門」だと私は思います。「どもる事実を認め、自分や他者を大切に、ただ、日常生活をていねいに生きる」

これは難しいように見えて、自分の人生を大切に考える人なら、吃音をコントロールする努力を続けるよりも、はるかに易しい道なのです。その私たちの歩みに同行してくれるものは、言語病理学以外にたくさんあります。そのなかの強力な同行者のようなものが、認知行動療法だと私は考えています。今回、吃音と認知行動療法についてまとめられたのはありがたいことでした。

百年も世界中の吃音研究者・臨床家が叡智をしぼって取り組んでも原因もメカニズムも解明できず、治療法のないのが吃音です。

一方で自然に治ったかのようになる人もいることを考えれば、治る治らない、変わる変わらないは、人智を超えたところにあるということでしょう。

吃音は自分の力ではコントロールできないものとあきらめ、自己変化力に任せ、日常生活に身をゆだねる。これは、法然が「阿弥陀仏にすべて任せなさい」と説いた他力の思想に通じるものです。

参考・引用文献

1）『吃音問題の歴史』伊藤伸二　大阪教育大学紀要　第23巻　第Ⅳ部　一九七四年
2）『どもりの相談』ウェンデル・ジョンソン著　内須川洸訳　日本文化科学社　一九六七年
3）『認知療法・認知行動療法　治療者用マニュアルガイド』大野裕　星和書店　二〇一〇年
4）『場の力』伊藤伸二「スタタリング・ナウ」No.135　日本吃音臨床研究会　二〇〇五年一一月
5）『無意識の発見』アンリ・エレンベルガー著　木村敏・中井久夫監訳　弘文堂　一九八〇年
6）『第1回吃音問題研究国際大会を終えて』伊藤伸二　音声言語医学　Vol. 28, No. 2　一九八七年
7）『下町のショーガール』木の実ナナ　主婦と生活社　一九八七年
8）『どうすれば幸福になれるか』〈上〉W B・ウルフ著　前田啓子訳　岩井俊憲監訳　一光社　一九九四年
9）『吃音者宣言　言友会運動十年』伊藤伸二編　たいまつ社　一九七六年
10）『セルフ・ヘルプ・グループ言友会の27年の軌跡――「吃音を治す」から「吃音とつきあう」へ』伊藤伸二　人間性心理学研究　第11巻第1号　一九九三年
11）『吃音治療における最近の動向』愛媛大学教育学部障害児教育研究室紀要　水町俊郎　第11号　一九八七年
12）『吃音の基礎と臨床　統合的アプローチ』バリー・ギター著　長澤泰子監訳　学苑社　二〇〇七年
13）『吃音に対する認知行動療法的アプローチ』川合紀宗　音声言語医学　Vol. 51, No. 3 二〇一〇年

14）『人間とコミュニケーション　吃音者のために』アメリカ言語財団編　内須川洸・大橋佳子・伊藤伸二訳編　日本放送出版協会　一九七五年
15）『知っていますか？　どもりと向きあう一問一答』伊藤伸二編　解放出版社　二〇〇四年
16）『講座　言語障害治療教育　5　吃音』（186頁、小林重雄）内須川洸・神山五郎編　福村出版　一九八二年
17）『心理療法序説』河合隼雄　岩波書店　一九九二年
18）『やわらかに生きる――論理療法と吃音に学ぶ』石隈利紀・伊藤伸二　金子書房　二〇〇五年
19）『日本語のレッスン』竹内敏晴　講談社現代新書　一九九八年
20）『親、教師、言語聴覚士が使える　吃音ワークブック――どもる子どもの生きぬく力が育つ』伊藤伸二／吃音を生きる子どもに同行する教師の会　解放出版社　二〇一〇年
21）『話すことが苦手な人のアサーション――どもる人とのワークショップの記録』平木典子・伊藤伸二　金子書房　二〇〇七年
22）『法然の選択と日本の吃音臨床』伊藤伸二　日本吃音臨床研究会「スタタリング・ナウ」二〇〇八年
23）『法然――世紀末の革命者』町田宗鳳　法蔵館　一九九七年

参考資料◇吃音を生きるために役立つ本

伊藤伸二

「吃音は治すのではなく、どう生きるかが大切だ」と言われても、吃音に悩み、治すことしか考えてこなかった人は、どうしたらいいのかとまどうことでしょう。吃音を治す努力は、効果がなくても言語訓練となるのでしょうが、吃音とともに生きることは、どう努力すればいいでしょうか。自分とつきあうことを学ぶことです。これは、書物からも学ぶことができます。

私たちが書いた本と、読んで役に立った本を紹介します。

『親、教師、言語聴覚士が使える　吃音ワークブック――どもる子どもの生きぬく力が育つ』伊藤伸二／吃音を生きる子どもに同行する教師の会　解放出版社　二〇一〇年
『どもる君へ、いま伝えたいこと』伊藤伸二　解放出版社　二〇〇八年
『知っていますか？　どもりと向きあう一問一答』伊藤伸二　解放出版社　二〇〇四年
『治すことにこだわらない、吃音とのつき合い方』水町俊郎・伊藤伸二　ナカニシヤ出版　二〇〇五年
『こころが晴れるノート――うつと不安の認知療法の自習帳』大野裕　創元社　二〇〇三年

『べてるの家の非援助論』浦河べてるの家　医学書院　二〇〇二年
『治りませんように　べてるの家のいま』斉藤道雄　みすず書房　二〇一〇年
『人はなぜ人を恐れるか——対人恐怖と社会恐怖』坂野雄二・不安・抑うつ臨床研究会編　日本評論社　二〇〇〇年
『改訂版アサーション・トレーニング——さわやかな〈自己表現〉のために』平木典子　発行・日本精神技術研究所／発売・金子書房　二〇〇九年
『やわらかに生きる——論理療法と吃音に学ぶ』石隈利紀・伊藤伸二　金子書房　二〇〇五年
『話すことが苦手な人のアサーション——どもる人とのワークショップの記録』平木典子・伊藤伸二　金子書房　二〇〇七年
『森田療法』岩井寛　講談社現代新書　一九八六年
『建設的に生きる——森田と内観の展開』D・レイノルズ／吉坂忍訳　創元社　一九九九年
『新しい交流分析の実際』杉田峰康　創元社　二〇〇〇年
『子どもの教育』アルフレッド・アドラー／岸見一郎訳　一光社　一九九八年
『「からだ」と「ことば」のレッスン』竹内敏晴　講談社現代新書　一九九〇年
『日本語のレッスン』竹内敏晴　講談社現代新書　一九九八年
『あなたの魅力を演出するちょっとしたヒント』鴻上尚史　講談社　二〇〇〇年
『発声と身体のレッスン』鴻上尚史　白水社　二〇〇二年
『凍える口——金鶴泳作品集』金鶴泳　クレイン　二〇〇四年
『きよしこ』重松清　新潮社　二〇〇二年

4．吃音ショートコースの開催（年に一度秋に開催）

臨床家と，どもる子どもの親，どもる人本人が体験を通して学び合います。さらにはコミュニケーションに関心のある人が参加するオープンな開かれたワークショップです。「吃音と上手につきあう」ために役立つテーマのもと，バラエティに富んだゲストを迎えます。これまでのゲストを紹介します。

吃音研究の内須川洸・筑波大学名誉教授。梅田英彦・元東京正生学院理事長。演出家で，からだとことばのレッスンの竹内敏晴さん。アサーティブ・トレーニングの平木典子さん。詩人の谷川俊太郎さん。論理療法の石隈利紀・筑波大学教授。芥川賞作家の村田喜代子さん。人間関係の村瀬旻・慶應義塾大学教授。映像作家の羽仁進さん。劇作家・演出家でコラムニストの鴻上尚史さん。交流分析の杉田峰康・福岡県立大学名誉教授。建設的な生き方を提唱する文化人類学者のデイビッド・K・レイノルズさん。トランスパーソナル心理学の諸富祥彦・明治大学教授。笑いの芸人・松元ヒロさん。日本笑い学会会長の井上宏・関西大学名誉教授。認知療法の大野裕・国立精神・神経医療研究センター認知行動療法センター センター長。直木賞作家の重松清さん。パーソンセンタード・アプローチの村山正治・九州大学名誉教授。アドラー心理学の岸見一郎さん。サイコドラマの増野肇・ルーテル大学大学院教授。当事者研究のべてるの家理事の向谷地生良さん。ゲシュタルトセラピーの倉戸ヨシヤ・大阪市立大学名誉教授。

5．海外のどもる人のグループや吃音研究者・臨床家との情報交換や交流

1986年に京都で開催した吃音問題研究国際大会を継続・発展させ，44か国が国際吃音連盟を組織しています。３年ごとに開かれる世界大会の準備や運営に，顧問理事として活動しています。その他，吃音研究者や臨床家との情報交換も行っています。

6．ホームページの開設　http://kituonkenkyu.org/

日本・海外の吃音情報を満載したホームページを開設しています。どもる子どもの親，臨床家，どもる人に最新の情報や催し物の案内を提供しています。

7．吃音ホットライン：TEL ０７２－８２０－８２４４（９～21時）

伊藤伸二が担当している，子どもの吃音から成人の吃音までの電話相談です。

☆日本吃音臨床研究会・伊藤伸二ことばの相談室の連絡先

〒572-0850 大阪府寝屋川市打上高塚町1-2-1526

TEL/FAX 072-820-8244　http://www.kituonkokufuku.com/

日本吃音臨床研究会の紹介

日本吃音臨床研究会は，どもる人本人，どもる子どもの親，ことばの教室の担当者，病院や施設の言語聴覚士，吃音研究者，さらにはコミュニケーションや人間関係に関心のある人々などが，幅広く参加するゆるやかなネットワークです。現在，会員は約700名。「吃音と上手につきあう」を目指してさまざまな活動をしています。

1．吃音月刊情報紙『スタタリング・ナウ』，吃音臨床研究誌，吃音ガイドブックの発行

月刊紙は，どもる人本人，どもる子どもや親の体験，ことばの教室の実践報告などを中心に，ホットな世界の吃音事情や研究の成果をとりあげます。どもる子どもの指導に役立つ技法の紹介や，バラエティに富んだ講演のまとめなど，吃音を主なテーマとしながらも，教育，福祉，人間関係，コミュニケーション，障害の問題，自己実現など幅広い分野を取り扱っています。

これまでの出版物は，『障害の受容』『からだ・ことば・こころ』『谷川俊太郎と竹内敏晴の世界』『杉田峰康・生活に活かす実践的交流分析入門』『鴻上尚史・豊かな表現力のために～誰もができるレッスン～』『諸富祥彦・自分を生きる運命を生きる』『吃音と向き合う，吃る子どもへの支援～ことばの教室の実践集～』『笑いとユーモアの人間学』『村山正治・カール・ロジャーズのパーソンセンタードグループ入門』『竹内敏晴さんと私たちとの対話』『よい人間関係をつくるためのアドラー心理学入門』など多数。

2．どもる子どもの親，臨床家のための吃音相談会，各種セミナーの開催

どもる子どもの支援のあり方について，ことばの教室の担当者や言語聴覚士のための研修会・講演会を開いています。その他，言語聴覚士，ことばの教室の教師とチームを組んで吃音相談会を開いています。

3．吃音親子サマーキャンプの開催（2泊3日）

小学校1年生から高校生までを対象に，全国から140名ほどが参加します。どもる人のセルフヘルプグループであるNPO法人・大阪スタタリングプロジェクトのメンバー，ことばの教室の担当者や言語聴覚士がスタッフとして参加し，1990年から毎年開いています。次の3つの活動が中心です。

①年代別のグループでの吃音についての話し合い
②表現活動として，竹内敏晴さんの脚本・指導・演出による劇の練習と上演
③親同士の話し合いと吃音についての学習会，親の表現活動

あとがき

変えることができるなら、変えていく勇気を
変えることができないものは、受け入れる冷静さを
変えることができるかできないか、見分ける智恵を
神学者ラインホルド・ニーバー（Reinhold Niebuhr; 1892–1971）

神学者ニーバーのことばは、匿名性のセルフヘルプグループでは、ミーティングのおわりに毎回参加者で読みあげるなど、セルフヘルプグループにとってなじみの深いことばであり、大きな指針になっています。生きづらさを抱えている人々が集まるセルフヘルプグループで、このことばが大切にされるのには、大きな理由があります。

「治せないもの」「治らないもの」に対して、まわりから「治る」ことを期待され、治そうと必死になってきたがために、行きづまり、自分の人生を危うくした経験を多くの人がもっているからだといえるでしょう。

吃音の問題は、どもることにあるとして、吃音研究・臨床家が吃音症状と名づけ、それを治療

する取り組みが百年以上続けられてきました。しかし、その効果はなく、治らない現実に向き合ったとき、当事者である私たちは、自らの体験を通して、吃音の問題はどもることだけにあるのではないことに気づいてきました。

かなりどもる人が、話すことの多い仕事に就いて明るく生きています。一方で、まわりの人が気づかない程度の人が、深い悩みの中にいます。どもる程度が、その人の悩みや生活への影響を規定しないのです。

アメリカの言語病理学者ジョゼフ・G・シーアンは、吃音は氷山のようなものだと吃音の問題を的確に表現しました。水面の上にあって見えている吃音症状といわれている部分はごくわずかで、多くは水面下に隠れている。それは、吃音を隠し、話すことから逃げ、どもることをみじめで恥ずかしいと思うことだといいます。

私はシーアンの氷山説をさらに明確にし、吃音を隠し、人生の課題から逃げる行動、歪んだ認知（思考）、ネガティヴな感情と整理しました。行動・思考・感情と、吃音症状と言われるもののなかで、変えることができるものは何で、変えられないものは何か、セルフヘルプグループに大勢の人々が集まることで分かってきました。生きる工夫や知恵が身についてきました。

吃音は、百年の吃音治療の歴史がありながら、効果がない現実に、「変えることができないもの」と考えるのが現実的です。変えることができるのは、自分の行動・思考・感情です。

これらを変えるために、認知療法・認知行動療法は大きな効果があることがすでに実証されています。認知療法・認知行動療法には論理療法を学び始めた頃から関心がありました。論理療法が、カウンセリングの領域で紹介されたのに比べ、認知療法・認知行動療法は精神医学の領域で紹介され、取り組まれてきたため、私たちには敷居が高い、という思い込みが私にはありました。しかし、大野裕先生の「認知療法」関連の本をたくさん読むうちに、身近になりました。それでも、一歩、踏み出せなかったのを、後押ししてくれたのが、大野先生が日本経済新聞連載コラムの中で書かれていた「私は講演が苦手でした」とのことばでした。

このことばに、とても親しみを感じ、厚かましく、日本吃音臨床研究会の吃音ショートコースと名づけたワークショップ講師のお願いの手紙を出しました。私たちの熱意が伝わり、とてもお忙しい中、調整をしてくださり、来てくださることになりました。ところが私は、直前まで本当に実現するのか不安でした。会場で大野先生をお出迎えしたときは、ほっとして喜びがわきあがりました。

「講演が苦手でした」とのおことばどおりなのでしょうか、最初の部分は少し硬い感じだったのが、時間を経るにしたがって笑顔で、柔らかく私たちに話しかけてくださいました。最終日の、私との対談は常に笑いにあふれ、その対談が終わった後の、リラックスしたやさしい笑顔が忘れられません。

吃音ショートコースの記録はすべて、日本吃音臨床研究会の年報である吃音臨床研究誌として発行されます。大野先生は荒削りなテープ起こしの文章をていねいに校閲してくださり、分かりやすい講義と実習、公開面接と対談と、ぜいたくなワークショップの記録となりました。この記録を私たちの会員だけではなく、大勢の人にお読みいただきたいとの願いを受けとめてくださったのが、金子書房です。「論理療法」「アサーション」に続いて三冊目の出版となりました。

今回の出版にあたって、さらに記録を読み直し、図表を使うなど編集をし直しました。大野先生は、私の勝手な編集を今回もていねいに校閲してくださり、とても読みやすいものになりました。私たちに熱意と楽しさあふれる講義と演習をしてくださり、出版に際してご尽力いただいたことに、あらためて感謝申しあげます。

また、公開面接の原田大介さんをはじめ、ワークショップ参加者の自らの課題に取り組む誠実さと熱意が本書を支えています。参加者である日本吃音臨床研究会の仲間、どもる人のセルフヘルプグループ、ＮＰＯ法人・大阪スタタリングプロジェクトの仲間に感謝するとともに、本書の完成を喜びあいたいと思います。

ワークショップ記録は編集が大変です。私の原稿の遅れを粘り強く待ち、読みやすく編集をしてくださった金子書房編集部の渡部淳子さんに厚くお礼申しあげます。

本書が、吃音の課題に取り組む人だけでなく、日頃、生きづらさやストレスを抱えている人にとってもお役に立てればうれしいかぎりです。

伊藤伸二

大野　裕（おおの ゆたか）

1950年愛媛県生まれ。慶應義塾大学医学部卒業。慶應義塾大学医学部精神神経科学教室に入室して精神医学の研修を受けた後，コーネル大学医学部，ペンシルベニア大学医学部に留学。留学中に認知療法に出会い，創始者のアーロン・T・ベックからも指導を受ける。帰国後，慶應義塾大学医学部精神神経科専任講師，慶應義塾大学教授（保健管理センター）を経て，2011年6月より独立行政法人国立精神・神経医療研究センターに新設された認知行動療法センターのセンター長として着任。慶應義塾大学の訪問教授，兼任講師を兼ねる。日本認知療法学会理事長，日本ストレス学会理事長，日本うつ病学会理事，日本不安障害学会理事，アメリカ精神医学会 distinguished fellow など多数の学会役員として活躍している。認知療法の国際認定組織 Academy of Cognitive Therapy の設立時からのフェローでもある。

認知療法を基盤にした精神医療の改革に取り組み，厚生労働省の精神療法の効果を実証する研究班の研究代表者や，大型研究「自殺対策のための戦略研究」の地域介入班の研究リーダー，「こころの健康政策構想実現会議」の共同代表を務める。

著書は，『認知療法・認知行動療法治療者用マニュアルガイド』（星和書店），『こころが晴れるノート――うつと不安の認知療法自習帳』（創元社），『「うつ」を治す』（PHP新書），『はじめての認知療法』（講談社現代新書）など多数。認知療法を自分で体験できる認知療法・認知行動療法活用サイト『こころのスキルアップ・トレーニング：うつ・不安ネット』（http://cbtjp.net）解説を提案し，作成・監修に携わっている。

伊藤伸二（いとう しんじ）

1944年奈良県生まれ。明治大学文学部・政治経済学部卒業。大阪教育大学特殊教育特別専攻科修了。大阪教育大学専任講師（言語障害児教育）を経て現在，伊藤伸二ことばの相談室主宰。日本吃音臨床研究会会長。大阪教育大学非常勤講師，言語聴覚士養成の専門学校数校で吃音の講義を担当。

小学2年生の秋から吃音に強い劣等感をもち，1965年にどもる人のセルフヘルプグループ言友会を設立するまで吃音に深く悩む。長年，言友会の全国組織の会長として活動するが，1994年に言友会から離脱し，どもる子どもの親，臨床家，研究者などが幅広く参加する日本吃音臨床研究会を設立。NPO 法人・大阪スタタリングプロジェクトでセルフヘルプグループとしての活動も続けている。1986年に第一回吃音問題研究国際大会を大会会長として開催し，世界44か国が参加する国際吃音連盟の設立にかかわる。現在，国際吃音連盟の顧問理事。セルフヘルプグループ，論理療法，認知行動療法，交流分析，サイコドラマ，アサーション・トレーニング，竹内敏晴からだとことばのレッスンなどを活用し，吃音と上手につき合うことを探る。吃音ショートコース，吃音親子サマーキャンプ，吃音相談会や吃音講習会などを開催している。

著書に，『親，教師，言語聴覚士が使える，吃音ワークブック』『どもる君へ　いま伝えたいこと』『知っていますか？　どもりと向きあう一問一答』『知っていますか？　セルフヘルプグループ一問一答』（解放出版社），『吃音の当事者研究――どもる人たちが「べてるの家」と出会った』『話すことが苦手な人のアサーション――どもる人とのワークショップの記録』『やわらかに生きる――論理療法と吃音に学ぶ』（金子書房），『治すことにこだわらない，吃音とのつき合い方』（ナカニシヤ出版）など。

ストレスや苦手とつきあうための
認知療法・認知行動療法
——吃音とのつきあいを通して

2011年10月25日　初版第１刷発行　　検印省略
2014年１月25日　初版第３刷発行

著　者　　大野　裕
　　　　　伊藤伸二
発行者　　金子紀子
発行所　株式会社　金子書房
〒112-0012 東京都文京区大塚3-3-7
TEL　03-3941-0111
FAX　03-3941-0163
振替　00180-9-103376
URL　http://www.kanekoshobo.co.jp

印刷／藤原印刷株式会社　　製本／株式会社宮製本所

ISBN978-4-7608-2636-0 C3011　　Printed in Japan